○○○○○○

王国栋 著

风中
摇曳的心

——神经症心理咨询手记

U0332066

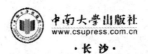
中南大学出版社
www.csupress.com.cn

·长沙·

前言

　　神经官能症，又称神经症，是一组心理障碍的总称，包括焦虑症、恐惧症、强迫症、躯体形式障碍等，患者深感痛苦且妨碍其心理功能或社会功能，但没有任何可证实的器质性病理基础，其病情大多持续迁延或呈发作性。

　　神经症的出现与人类历史并存。中南大学湘雅二医院曹玉萍教授曾在我的第一本书《神经症的自我救赎》的序言中描述：当今中国正处在一个飞速发展、变迁频繁、优胜劣汰的时期，快节奏的生活、激烈的社会竞争、趋于复杂的人际关系，给人们带来生机的同时也带来了危机。人们有了更多的选择自由，同时也有了更多选择时的困惑；人们有了更大的发展空间，同时也潜伏着更多对失败的恐惧、焦虑与抑郁。随之而来的心理疾患悄然增多，而神经症就是其中最常见的一种。

　　但，神经症并没有患者所想象的那么痛苦与不安。在遭受刺激或是创伤时，一些人出现了认知的偏差，欲望的不可调和，因情感固着而不能以更广阔的视野来审视当下的问题，于是常常过高地估计了风险、过低地估计了人与生俱来的自我调节能力，从而深陷症状，并因此变得痛苦而又迷茫，进而罹患神经症。神经症患者和普通人没什么两样，很难快速将他们识别出来，因此人们常常对他们缺乏了解和理解。

本书将着重以案例的形式呈现神经症患者鲜为人知的复杂的内心世界，以及他们是如何应对症状、感悟人生、走向康复的。

衷心感谢曹玉萍教授对本书的悉心审阅，并提出了非常好的修改建议和意见。同时，感谢本书中所提及的朋友们，在与您们的咨询对话中，我也受益良多。

限于水平有限，本书难免有不当之处，请读者批评指正！

王国栋
2019 年 10 月

目录
Contents

目录
Contents

目录
Contents

症状

触电

S.H.E 的《触电》一歌，是我从一位来访者口中得知的。这位来访者的爱情不算幸福，当被问及什么样的爱情最幸福时，她说《触电》里的爱情最幸福。我所咨询的众多女性来访者，虽然大多数芳华已逝，但却都还怀有一颗少女心。触电的感觉对她们而言，想必是很美妙的。

但也有例外。苇就是其中之一。三个多月来，苇每天都被触电的感觉所困扰，总觉得后背有一股股电流袭来，让她感觉很不舒服，为此担惊受怕。

苇是这样描述的："不是突然之间麻一下，而是有一股电流，从尾骨略上一点，一直通到脖子处，来电时的感觉，就像电鳗放电时一样……"

　　我听过众多神经症患者的异常感觉，与触电类似的如手麻、脚麻、头皮发麻、突然心悸、肌肉颤动，等等。不过，苇的描述我还是第一次听到，听上去似乎有点严重。

　　见我"嗯"了一声后没有说话，苇继续说道："电流有时有点大，有时又很小，让人捉摸不透。触电的那一刻，肌肉会颤动，手心有出汗，还有心悸，人会感觉眩晕，脑子里一片空白，仿佛整个人虚脱了……"。此前，有一位来访者，他担心咨询时会遗漏症状，便用手机记录下自己所有的症状，咨询时照着手机念，念了有一分多钟，从失眠到胃肠不适，从手脚发麻到头晕脑涨，人体的几大系统全都涉及了。苇和他差不多，一股脑把她的躯体症状全都"倒"了出来。

　　克莱尔曾是一名神经科医生，她发现，很多前来就诊的人并非生理上存在问题，他们感觉到的症状是由于心理原因引起的。于是，克莱尔医生以其专业背景，在《精神焦虑症的自救》一书中对神经症症状给出了如下解释：人在受到刺激时，非自主神经系统中的交感神经出现过度兴奋会造成肾上腺素分泌异常，从而导致自主神经出现紊乱。

　　目前来看，苇就是这种情况，只是不知她遭受了何种刺激。

我："苇，你能跟我说一下你最初的触电感觉是怎么来的，又是在什么情况下发生的吗？你先喝口水，再仔细想一想。"

苇喝了一口水，定了定神，又想了想，然后说："我是一名家庭主妇，丈夫是做生意的，赚了点钱，也给了我一些钱。我闲来无事，就拿着这些钱去炒股，平日常坐着看电脑上的股票行情——哦，对了——从那个时候起我就后背发麻，但没有像触电那样严重。到了今年年初，股票亏损了近五十万元，那是我绝大部分的积蓄，越亏损人越焦虑，还怕丈夫知道。也就从那个时候起，我的后背发麻越来越严重了……"苇言语中有了抽噎，"后来，我实在受不了，就跟丈夫说了。丈夫骂了我一通，虽然什么也没有说，但我心里却很内疚，不想面对现实，甚至想一死了之，却又觉得自己不会死的、不会死的，因为我怕死。再说我还要养大我儿子呢。但我开始担心自己是不是抑郁了，便去医院看了医生，随后在电脑上填了几张表，大概就是心理测试吧。测试结果显示我是中度焦虑，倒没有说我有抑郁。我松了一口气，可过了没几天，我又研究起焦虑来，好像焦虑也是一个比较严重的问题……然后我就去百度搜索。不知哪一天，我百度搜索到了后背发麻的症状，对照一看，网页上说的和我的感受差不多，还说后背发麻时会有电流感，我对照着观察了一下自己后背发麻时有没有电流感，这下完了，结果真就触电了，且越来越严重，越来越严重。真是太折磨人了，太痛苦了。"

　　听到这里，我大概明白了，苇在紧张的时候——经常盯着股票忽上忽下的 K 线图看会让人神经紧绷，就已经有了轻微的自主神经紊乱即后背发麻，这还可能是由于苇长期久坐而引起。后来，苇通过百度搜索给自己扣上了一顶触电的帽子，扣上了就卸不下来了。有点类似于这样一则实验报道：一个人某天偶然觉得示指有点疼，便开始关注示指部位的疼痛，持续关注了 20 天后，他的示指开始变得让他疼痛难忍。

　　这便是"精神交互作用"，即某种感觉偶尔引起你对它的注意集中和指向，那么这种感觉就会变得敏锐起来，而这一敏锐的感觉又会越来越吸引你的注意力从而进一步固着于它。这样一来，感觉与注意彼此促进，交互作用，致使该感觉越来越强烈。

　　我给苇解释了"精神交互作用"。

　　苇听后，半信半疑地问道："真的是这样的吗？"

　　我："是这样的。"

　　苇："可是，我该怎么办？难道相信了，后背就不会触电了？"

　　我："当然不可能这么快，就像你已经养成了一个坏习惯，改正过来也还是需要一定时间的。如果你能够慢慢做到不去关注后背触电的感觉，不再陷入精神交互作用里面去，触电的感觉就会慢慢消失。"

　　苇："可是我好像做不到。"

我:"为什么呢?"

苇:"因为我害怕。我每天都会害怕,害怕再次触电,害怕触电的感觉再次出现。这不得不让我去想它,去关注它。"

我:"嗯,起初大部分人是这样的,因为,不去关注是需要有勇气的,但是你可以先尝试这样做做。"

接下来,我给苇解释说:焦虑是应对威胁的一种策略。比如,一段时间里的胃疼会让人感觉不舒服(会被认为是一种威胁),由此产生焦虑。这个时候,焦虑所提供的策略就是提醒人去医院看病,或是提醒人要注意饮食和休息了。这个时候的焦虑是正常的焦虑,没有任何不好的地方。而您后背的触电感,给您带来了一段很不愉快的、很痛苦的体验,会让您认为是一种严重的威胁,您由此产生了预期恐怖,故而害怕触电感再次出现。这就有点过了,时间长了,也就演变成了神经症。

苇貌似听懂了,但还是摇头,表示她做不到。苇勇气不够。

话说回来,苇受了太多惊吓,长时间的痛苦经历以及脑海里存留了太多的恐怖图像,她很难一下子做到也是情有可原的。神经症患者鼓足勇气,就像一个身体孱弱从未锻炼的人去健身房举哑铃,起初只能从重量最轻的哑铃开始举起,不能太强求。

我:"没关系的,苇。如果在一天中,你有十次因为害怕进而关注后背触电,以及由此引发触电的感觉,只要你有一次做到不那么害怕，不去关注它，任凭它是来是去，就是一种胜利。"

苇："这样啊——那我试一下。"

我："同时，你可以吃一段时间的药物，这样有助于你缓解症状。"

苇说，之前医生给她开了黛力新（一种抗焦虑药），她因担心药物的不良反应，一直不敢服用。然而，即便听我说后，苇还是在犹豫，还没有下定决心吃药。

我："苇，你之前吃过感冒药吗？"

苇："吃过的。"

我："感冒药也有不良反应的，为什么你当时选择吃，这是因为你没有太关注其不良反应而已。"

苇："黛力新不同于感冒药，我听说会对肝肾功能有损害。"

我："你在哪里听说的？"

苇："网上。"

我："你的触电感怎么来的？"

苏格拉底问答法的妙用就在于此。

苇想了想："也是网上。"

我："苇，还要我说什么吗？"

苇若有所思，说："好吧，我吃吃看。"

我："吃药的时候，最好把药品说明书扔掉，别去看了，否则说不定你又会给自己扣上药物不良反应的帽子。"

苇：“好吧。”

我：“同时记住我这次所说的。”

苇：“嗯。”

苇起初还是没有吃药。直到她第三次找我咨询后，才最终下定决心吃药。苇的内心已是风声鹤唳，其间我反复确认，以此给她吃药的勇气。

幸运的是，苇对药物的适应还不错，她也能够慢慢举起“一公斤重的哑铃”，苇内心的力量开始增加了。一两个月后，苇能够做到不那么去关注症状了，她后背的触电感随即逐渐消失。

大概半年后，苇对我说：“老师，我的后背几乎没有触电的感觉了，药也不用吃了。最重要的是，我觉得我能够举起‘五公斤重的哑铃了’。”

我笑着说：“苇，你很棒。”

是的，苇很棒。

她最终接受了正确的认知，以此摆脱了症状，同时内心还强大了起来。

失眠

秋告诉我,这是她第二次经历长时间的失眠。

没有无缘无故的失眠,倘若不是生理原因,如病理性疼痛等引起,多数失眠是由于生活中的一些事件导致的。而且在失眠背后,也会有其深层次的原因,如性格缺陷、生活工作压力、人际关系紧张,等等。

我:"秋,你先说说第一次失眠是什么原因引起的?"

秋:"大概三年前,那时我还在国外读大一,与一个中国女孩合租一套两室一厅的公寓。两人说好公共空间轮流打扫,餐具也轮流洗刷。可她弄了没几天,就懒惰起来,地不扫了,碗也不洗了。我帮她扫了几次地,洗了几次碗,后来我也不干了。她像个没事人似的,还是懒得要死,我虽不帮她做家务活了,但看着乱成一团糟的客厅、堆满碗筷的厨房,心里很不舒服,还憋了一肚子气,郁闷得要死,渐渐地就失眠了。"

我:"那她失眠没有?"

秋:"她怎么会,你说她那种人怎么会失眠?大大咧咧的,脸皮也太厚了。"

我笑了笑,说:"嘿,看来你以后还是不要把自己给气坏了。"

秋:"是的。"

我:"那次失眠,你又是怎么好的呢?"

秋:"我熬了两三个月,终于熬到了暑假,就回了国,跟我妈说了失眠这件事,我妈就带着我出去散心了,主要还是离开了那个让人讨厌的环境,心里也就不想这件事了,睡眠自然而然就好了起来。"

看来,秋自己已经找到了答案:睡眠可以自然而然地好起来。

我:"哦,挺好的。那这一次失眠,你为什么不能自然而然地好起来了?"

秋:"因为这一次失眠,让我很难受,甚至有点儿绝望了。"

一个较为合理的解释是,秋第一次失眠时可能还没有完全在意失眠这件事,失眠只是让她有点难受。当秋再一次失眠,她脑海里有关过去失眠的恐怖记忆会被再次唤醒,这就让她觉得更加难受了,以至于有点儿绝望。

我:"那这次,你又遇到了什么事?"

秋:"很多很多的事。"

我:"没关系,一件一件说。"

秋:"起初是我找了个男朋友,家里人都反对。我那个男朋友家境不怎么好,又有点贪慕虚荣,所以我也不怎么想跟他继续交往,但这多少给了我一点打击。因为在这之前,我一直没有谈过男朋友,他是我的初恋。"

我听很多女性来访者说过,初恋时的不如意会给她们的心理留下阴影。印象最深刻的是,一位来访者说她明明知道自己不会和初恋结婚,接近恋爱尾声,彼此之间的联系也只是藕断丝连。可是后来,当她得知初恋和别人结婚了,她依然很愤怒、很焦虑,为此还失眠了一段时间。

也许,神经症患者都有一颗"玻璃心",需要细心呵护。

我:"那时你的心情就不好了?"

秋:"是的,人就像找不到突破口一样,不知道要往哪里去,从那时候起,我就又开始失眠了。"

我:"嗯。那后来,你又遇到了什么事?"

秋:"工作上的一些事情。我是学金融的,可我一点也不喜欢。大学毕业后,我回了国,通过我妈介绍,去了一家证券公司。为此,我妈还给我买了一辆好车,可我开得一点也不自然,我怕那些同事问我是不是家里有钱,更怕他们用异样的眼光看我、猜疑我是不是通过关系进来的。进入证券公司就得先从基层做起,我每天需要打很多销售电话，可销售是我的弱项，我看着那堆电话号码却不敢打，就在那里干耗着，拖到实在拖不下去了，才拿起电话试着打出去。可一旦被人拒绝，我就心慌了，似乎没有勇气再打下去。而我旁边的那些同事，一个个拿起电话谈话自如，我的心里就更有落差了。这也加剧了我的失眠。我每天一上班头就痛，但又不得不去……"说到这里，秋言语中颇为无奈。

我示意秋接着说下去。

秋："后来，证券公司的工作实在干不下去了，我妈也看出来了，便又介绍我去了一家银行上班，说这次不会让我干销售之类的活。结果到了那里，我还是得去推销各种理财产品。更让人郁闷的是那银行行长，整天问我，你家能拿多少钱存在我这里啊？我一想，敢情我来这家银行上班，就是为了拉我家的存款的啊，那我不就成了一件可以用来交换的商品了？我就偏不去跟我妈说家里要往这个银行存一笔钱。过了一个月，银行行长见我不上路，就把我发配到底下一个营业网点去了，其实就是变相赶我走。我那个气啊，越想越气，失眠就更加严重了。我跟我妈说工作让我失眠，干不下去了。可她是个女强人，丝毫不在意我所说的，反而觉得我想多了。我放眼望去，前途一片迷茫，感觉倒霉的事情都被我碰到了，心里更加生气。我诸事不顺，感觉实在过不下去了，便去医院看了医生，医生开了安眠药，起初还有用，吃了一段时间后也变得无济于事了。工作的事情在我妈那里也说不通，感觉人都要疯了，很多委屈，很多绝望……"

秋后来还说，她的胃也不怎么好，也是由于情绪压抑导致的，只不过目前最困扰她的还是失眠这件事。

我："嗯，心里有情绪，自然就更加睡不好了。秋，你失眠的时候，比如夜里，是个什么样的情况？"

秋："在床上翻来覆去地熬时间。有时候睡不着就坐起来，望着漆黑的夜，心里就想哭。"

我："你有想过用什么办法吗？"失眠的人通常会想一些办法。

秋："有想过的。有时候数绵羊——这是最不管用的。还有就是睡前泡脚、听音乐、冥想、腹式呼吸、意念，等等，都试过，好像都没效果。"

我："失眠的时候，脑子里会胡思乱想吗？"

秋："会啊，脑子里会不自觉地想些事情，也不知道在想些什么。"

我："你想让自己控制不去想吗？"

秋："有啊，肯定是一个人睡着了就不会去想一些事情了。既然我还在想一些事情，那肯定就是我没有睡着。"

我："哦——那你有对失眠的恐惧吗？比如现在，每天晚上你睡觉之前，就开始担心起失眠这件事？"

秋："肯定有的。"

我："可是，秋，失眠有很大一部分原因来自对失眠的恐惧。

恐惧失眠会使得失眠的人不断惦记失眠这件事情。脑子里不断惦记着失眠这件事，大脑神经肯定不会放松，进而又会影响睡眠。如此一来，就是一种恶性循环，其结果是对失眠越来越恐惧。所以，你首先要做的，就是不用去担心失眠。"接着，我把失眠不会导致死亡也一并跟秋说了，不单是以我曾经的经历举例（我曾有过长达三年的失眠），还一并从理论上给秋阐述了失眠不会导致死亡。

秋听后说："哦，好像是对的。"

我："所以，你今天晚上睡觉之前，不要有预期焦虑。恐惧失眠是一件很荒唐的事，就像一个魔鬼，你越害怕它，它反而越猖狂。你还不如直接暴露在阳光下——做好今晚就是睡不着的打算——说不定反而能够睡着了。"

接受不安反而安，就是这个意思。说易行难，这是一个不断矫正过去思维习惯的过程。失眠患者过去的思维习惯是在不断地和失眠抗争，以至于到了最后，他们没有打赢失眠这场战役，反而会更加恐惧。这就是 Cannon 所提出的著名的"搏斗 - 逃跑反应"范式，可以被看作是人的一种生存机制。然而，人却拥有更大范围的特定保护机制，以应对特定的危险。

拿失眠这件事情来说，长期失眠的人肯定会把失眠看成是一种危险，从而本能地想要尽一切办法，和失眠这件事情进行"搏斗"——急切地想摆脱失眠。一段时间后,发现摆脱不了失眠,就想着"逃跑",从而也就有了对失眠的恐惧。更长时间的失眠患者,如自述已失眠十几年的人,更多的是"僵持"在那儿,既不搏斗,也不逃跑了。到了后来,他就会觉得自己整天无精打采,唠唠叨叨的,整日里把悲伤写在脸上,也不做事,这种症状就是"晕厥"了。一些神经症患者,最后混成了"老油条",大多类似于处在"晕厥"阶段。这当然是最不可取的。

秋:"哦。"听语气她有点犹豫不决。

我:"秋,照着这样做一下,说不定会有转机。当然,失眠不会一下子就好,但只要心里有底气,不那么太在意,就会好起来的。"我得趁热打铁。

秋:"那好吧。可是——"

我:"可是什么?"

秋:"我已经有黑眼圈了。"

我:"然后呢?"

秋:"我每天照镜子,看着黑眼圈,就觉得该死的失眠,把我搞得这么憔悴,让我很难出去见人。又担心身边的人会问,你是不是睡眠不好呀?我就更加——"

我:"就更加渴望睡好?"

秋:"是的。"

　　神经症患者的思维如同一条错误的逻辑链，一环套一环，不断地把自己往里套。可是，越是把日常生活以及容貌和失眠关联起来，对失眠的接受度就会越来越低，思想就会在对失眠的恐惧和对良好睡眠的期待之间来回冲突，最终的结局可能是，一个简单的失眠问题，反而被弄得无限复杂。

　　我："那你说，怎么办？"

　　秋："不知道。"

　　我："最好的做法就是像我当初那样，对着镜子笑一笑，哪怕起初是苦笑，都比老是去盯着自己的负面要好得多。秋，你要知道，把失眠和你的容貌——虽然它确实影响了你——关联起来，你就会对失眠越来越在意，其结果就是，越是渴望的东西，反而越得不到。"

　　秋："哦，明白了。"

　　我："爱美之心，人皆有之，你就涂点眼霜。不是还有人把自己涂成黑眼圈的吗？"说完，我笑了笑。

　　秋也笑了。

　　我："这就是看待问题的角度不同。我想，秋，明白了这两点，你就会好很多的。"

　　秋："嗯。不过——要是我晚上睡不着，怎么办？"

我："这种情况大概率存在。睡不着的时候，你就起来喝杯水，伸个懒腰，慢慢地走动走动，不必强求立马入睡。待活动得差不多了，你就接着睡，管它睡到几点。"

秋："要是脑子里还在想一些事情呢？"

我："那就让它去想。你睡你的，它想它的。只要不被这个魔鬼牵着走，比如它会诱惑你：'来吧，和我对着干吧，让你对我说不要去想吧。'那你就上当了，越是想让自己不要去想，它越是会去想。"

秋："对啊，真是这样的，我一次一次失败过，现在好像明白了。不过，老师，我的安眠药还要不要吃？"

我："当然可以。既不要减量，也不要加量，就抱着无所谓的态度按照医嘱吃下去。也就是说，睡得着，睡不着，跟药也没关系。"

秋："嗯。好。"

接下来，我总结了一下和秋的谈话，让秋在本子上记下来。我担心她临睡时又忘了。

秋写道：①失眠已是事实了，恐惧或担心睡不好没有用，只会有坏处，晚上睡觉前如以往一样平常入睡，也别去纠结睡得着还是睡不着；②黑眼圈也已是事实了，老是盯着黑眼圈，只会让自己徒增伤悲，还不如对着镜子笑一笑，告诉自己，睡眠好了，黑眼圈自然就会淡了，甚至消失了，但这需要一个时间过程；③若是晚上中途醒来，就喝杯水，慢慢走走，心放平静些；④既不排斥安眠药，也不指望安眠药，就这样正常地服用。

末了，秋自己还补充了一点：冥想可以继续做，目的只是为了放松，也不必把它和睡眠挂钩。

秋写完，向我复述了一遍。

我："很好，秋。"

结果当天晚上，秋睡得很好。此后一段时间里，秋的睡眠虽然还有些波动，但已经没有之前那么严重了。慢慢地，秋不绝望了，睡眠也早已不是她的问题了。

后来，我和秋更多地在探讨她的人际关系和性格问题（后面的章节会以其他访者的案例形式讲到）。当这些问题被逐一解决后，秋的睡眠就彻底好了。

一年后，我去杭州出差，见了秋，她言行豁达，美貌如故，生活态度积极而又乐观。

胃疼

青先是加了我微信，跟我说她有惊恐障碍，然后就没了踪影。

这类事情我见得比较多，很多神经症患者起初都还没有做好接受心理咨询的准备，也不能确定自己是否需要心理咨询，只是想问询一下。我也就没把青放在心上。

大概过了两个月，有一天我翻阅微信朋友圈，见青在卖腊肠，她挺着个大肚子，拍摄着干净又整齐的店面，做着宣传，分发着货物，看上去气色还不错，精神也还好。再翻看青之前的朋友圈，生活乐呵呵的，没有一句抱怨之词。以至于让我有点不相信青是一位神经症患者。

青推销得很不错，让我怦然心动，冬至那天，还买了她家的腊肠。青欣然接了我的单，又多赠送我半斤腊肠，这让我对青好感倍增，笑称她是"腊肠女王"。我和青这才算是初识。

又过去了三个月，青这次主动联系上了我。

青说，她的第二个小孩已降临人世，女儿出生半个月后，她再次出现惊恐，当时感觉要窒息了，便拨打了120急救电话。

　　青是这样跟我描述她的窒息感的："那一刻，我感觉自己快要憋死了，我大口大口地呼吸，拼命地呼吸，但空气就是吸不进肺里。接着，嗡的一下，脑袋里冒出一个闪念'我是不是快要死了?'突然我感觉自己快要瘫倒在地，便让我老公打了120，送我去医院。"

　　青是河南人，用一口河南普通话，把她惊恐发作过程描述得绘声绘色。

　　我想，倘若让青去演戏，她绝对是个好演员，因为她太投入了。

　　我："那么，你这次打算开始心理咨询了?"

　　青："是的，有点受不了了。"

　　我："照这样说，你已撑了很久?"

　　青："嗯。我看了你写的《神经症的自我救赎——我的森田疗法之路》，大概知道了一些，就是不要去管症状，那些症状都是假的、骗人的，像个魔鬼一样诱惑我往牢笼里钻。我想既然这样，那我就不钻了。有一段时间，也就是在我临产前几个月，我不打算待在家里了，就去家里的肉铺里帮忙卖腊肠。那一阵子，我感觉什么都好了，过去正常的感觉又全回来了。"

　　青的话语虽不加修饰，但都很真实。同时，看得出青还算得上是一个行动力强的人。

　　我怀着对青的一丝欣赏，问道："既然这样，后来你又遇到了什么事情，让你再次出现了惊恐？或者说，既然你知道症状是假的，是骗人的，可又是什么样的阻力，让你不能一直做下去了？"我有点明知故问，因为我深谙神经症的康复注定要经历反复。

青："我又受打击了。"

我："怎么说？"

青："生完我女儿后，有一天我突然有点胃疼，就又开始担心起来，担心自己是不是真的有胃病。万一我是真的有病，那我的胃疼就不是假的、骗人的，而是真的了。我开始迷糊了，胃痛到底是我的病？还是来骗我的？我怎么也想不明白，就去百度上查，一查就又把我给吓坏了，全是负面。老师你知道吗？全是负面的！"

"嗯，我知道，"我说。我心里想青可真是一个可爱的来访者，属于敢爱敢恨敢表达的类型，倘若她康复了，或许真有可能成为"腊肠女王"。"你接着说。"

青："于是我就懵了，越来越害怕，好像百度上有关胃溃疡、十二指肠溃疡、糜烂性胃炎、胃癌的症状，我全都有。我快要崩溃了，但是我哺乳期间不方便去医院检查，于是我就忍着啊，忍着，再忍着。终于有一天突然来了一阵窒息感，我感觉快要死了，就拨打了120。到了医院，医生检查了我的血压和心率，结果却正常。医生又问我的胃是怎么个疼法，我具体也说不上来，医生说没什么大问题，多半是由于紧张引起的，我心安了一点，就回来了，但还是有点后怕。老师，你说我到底是有胃病，还是它真的只是来骗我的？"

我："稍微等一下，让我理理啊。"青说话太快了，我记录没跟上。

青："嗯，好的，老师。"

我把青的谈话理了理后，说："你说到了如胃溃疡、十二指肠溃疡、糜烂性胃炎、胃癌，你先告诉我，你百度了多少天，又百度了多少遍？"

青："多少遍？很多很多遍，一个词条可以出来七八页的信息，我全都看了。多少天？大概十几天吧，反正去医院之前都还在百度。老师你知道吗？我忍不住啊，老想着去百度，可一百度又害怕。"

我："你百度时输入的关键词是什么？"

青："关键词？好像输入的是'胃疼是怎么回事'。"

我："然后给出解释了？"

青："给出的解释就是胃溃疡啊，十二指肠溃疡啊，糜烂性胃炎啊，胃癌啊，我吓都吓死了。"末了，又来了一句："吓死宝宝了。"

我差点笑出来，强忍住了，说："有没有给出这样的解释，比如说胃着凉啊，吃坏了东西啊，或是神经性胃痉挛之类的？"

青："你这样一说，好像真有。"

我："这么说，你忽略掉了这些，而是选择性关注了最不利的一面，比如胃溃疡、十二指肠溃疡、糜烂性胃炎、胃癌。"我着重强调了"选择性关注"这五个字。

青："好像真是这样的耶！"

我："你之前有做过胃镜吗?"如果她没做过，我会建议她去做一下，先排除一下器质性病变。

青："做过啊，在看你的书之前，什么检查都做过，头颅 CT、腹部 B 超、胃镜、肠镜都做过。"

我："有什么问题吗?"

青："只是胃里有点浅表性胃炎。"

我："浅表性胃炎绝大部分人都有，大多不需要治疗，医生有跟你说过吗?"

青："说过。医生建议我去看心理科，我就去看了心理医生，心理医生说我是神经症，这不我才在网上买了你的那本书来看。书上说症状多数是主观感受，是骗人的。我也就相信了三个月，那三个月里，我感觉我是真好了。"

我："嗯。既然这样，我现在来回答你的关注，就是你的胃疼到底是真的有病，还是骗人的这个问题。你听好哦。"

青："嗯。"

我："不过在回答你这个问题之前，你先仔细想想，在你过往的人生里，你有没有胃疼过？"

青认真想了想，说道："好像有。我记得初中是有一次生气，那次就胃疼得厉害，还吃了胃药，好像是三九胃泰颗粒。"

我："嗯，挺好，你记得真清楚。可那个时候，你有没有担心是胃溃疡、十二指肠溃疡、糜烂性胃炎、胃癌这些？"

青："没有啊，没有想那么多啊。"

我："那这次你出现胃疼，你想到了什么吗？或者说，在你胃疼之前，你有吃坏了什么东西没有？还是说，你生完小孩的一段时间里，神经是处于紧绷的？"

青想了想，说道："没吃坏东西啊。可能是我在生完小孩的一段时间里，整天没事做，过去那些不好的事情又浮现出来了，神经一直处于一种不安的状态之中。"

我："嘿！你自己找到原因了。我进一步来解释一下，当神经处于一种不安状态之中，会让人产生警觉，好比一个上了战场但胆子又有点儿小的士兵，会草木皆兵。草木皆兵就是一种警觉。当一个人开始警觉时，注意力的焦点就会固着在引起他警觉的地方，比如只要你想到胃疼，你的注意力就会固着在胃上，就会导致这一块的神经愈加警觉，进而出现紊乱。这就是常说的自主神经紊乱。同时，你采取了一个错误的策略，就是去百度。当人在不安时，如我之前所说，总是选择相信最不好的方面，这样一来，神经就会更加警觉了，心里也会更加害怕，本来可能只是短暂的胃疼，如你过去气得胃疼的时候那样，经过你不断惦记，不断放大，就会感觉越来越疼了。本来一件很小的事情，也就变成了大事，到了最后，你也就分不清真假了。"

我说得很慢，青也很认真地听着。

听完，青想了想，说道："老师，我大概明白了，是不是这么一回事，本来我只是一点点胃疼，就算是有病，也只是一点小病，如同感冒一样过去了就过去了。可是由于我不停地想啊想，还往坏的方面想，小事也就变成大事了。"

我："真棒！在你不断往坏处想的过程中，小事就变成了大事，这个时候出现的症状就开始来骗你了。"

青长舒一口气，说道："老师，我明白了，包括我的窒息感也是这样的，我认为自己会窒息、会死，结果就真的窒息了、感觉要死了。这些都是来骗我的。只要我不去往坏的方面想，它就不会来骗我。"

我："就是这样的。你看，你现在不就又没窒息了吗？不是还活得好好的吗？"

青："哦……哦……我知道了，活在当下，你书上说的。谢谢老师。"

　　我打算就此结束这次咨询，没想到青末了补充一句："老师，我还知道了，反正我检查了也没病，也就不需要把小病放大，爱咋地咋地。"

　　我再次对这个可爱的学生赞美道："真棒！"

肚子胀气

云研究生毕业后，放弃了大城市里的工作机会，跟着她的初恋，后来成为她老公的那个人，来到了他的家乡——一座三线城市。先插一句题外话，找我咨询的小夫妻中，妻子大多认为是被丈夫骗了。之所以被骗，很大程度上源于她们含羞草般的性格——内向、矜持、腼腆，以及渴望被爱。于是老公们稍微一番花言巧语，她们也就从了。云就是这样的人。

云拒绝了某大城市一家大公司的 offer（全称 offer letter，录取通知）以后，就在当地随便找了一家企业上班。云的老公在城商银行工作，金融行业这几年不好做，所以他每天总是得加班。起初，两人的夫妻生活如同涓涓细流，虽谈不上精彩，但也波澜不惊。

此后没多久，云怀孕了，怀孕期间的云行动多有不便，云很希望有人来照顾她一下。可是，云的老公还是一天到晚地加班，这让云很郁闷，但内心深处又能理解老公的难处。

可是，时间长了，理解归理解，现实生活中的一大堆事情总归是需要人做的，云也就有了怨气，有一段时间里还出现了产后抑郁。云的老公见状，对云也只好忍气吞声，夹着尾巴做人。

而云本人，由于长时间的怨气，累积了大量的不良情绪，最终导致她患上了神经症，从而出现了一系列的神经症症状：失眠、手脚发麻、脖子僵硬，等等。最严重的莫过于她的肚子胀气。

　　我："云，你的肚子胀气是什么样子？"

　　云："腹部肌肉就像混凝土一样板结在那里，硬邦邦的，很难受。"

　　我："你有没有做过什么检查？"

　　云："做过的。腹部 B 超、肠镜都做过，没有什么问题。"

　　我："那你心安了一点没有？"一般而言，神经症患者检查过后，能稍微安心一点。

　　云："稍微安了一点。"

　　我："但还是难受？"

　　云："是的。"

　　我："你知道为什么会难受吗？"

　　云："不太清楚。"

　　我："有一点我可以确认，就是你难受的时候，注意力肯定集中在肚子难受这一块。是不是这样的？"

　　云："是这样的。"

　　我："进而有没有去百度？"

　　云："有啊，整天都在百度，都上瘾了。"我敢断言，一百个神经症患者里面，至少有五十个是百度迷，这还是保守估计。

　　我："你要想肚子不再胀气的话，首先戒掉百度。"

　　云："为什么？"

　　我："那样只会让你去关注你难受的感觉。"

　　云："哦，是这样啊，那好的。"云虽答应得干脆，但是却花了大概一个月时间，才一点一点戒掉百度的。

　　我："这就对了。你的肚子胀气，就是自主神经紊乱引起的。这就是终极解释，你不要去百度了。什么叫作自主神经紊乱？打个比方，有一句俗语叫作'气得胃都要炸了'，意思是当一个人生气的时候，他胃部那一块的神经就会紊乱，既然都快要炸了，肯定是柔软的胃变得僵硬得不能再硬了。倘若那个人过后又遇到了一些开心的事情，或是谁逗他乐一乐，嘿，他的胃就不炸了，紧绷的神经就开始舒缓过来。你的肚子从胀气到不胀气，大概也需要经历这样一个过程，只不过时间要长一点，因为你已经陷在症状里很深了。"

　　云："是这样的啊，我好像明白了。"

　　我："你明白了什么？"

　　云："就是肚子胀气的时候，就不要再去烦躁了，也不要去怪罪我老公了。让腹部的神经慢慢地舒缓过来。"

　　我："嗯，不错，就是这样。"

当天晚上，云久违地吃了一大碗饭，睡觉也睡得好些了。

过了没几天，云几乎哭着对我说："老师，我昨天中午和晚上都没吃饭？"

我："怎么了？"

云："就是想起了一些事，突然有点伤心，这一下肚子又胀气了，似乎比之前更难受。"事实上，云并不是比之前更难受了，而是她在第一次咨询我后，肚子胀气好了不少，就想牢牢抓住那种好的感觉。一旦再次出现反复，出于对康复的渴望，以及肚子不那么胀气时好的状态的留恋，云心里的落差会更大，就会让她觉得更难受。

我把云这样的心理活动说与她听了。

云点点头，表示同意，接着说："那我还是要吃饭的。因为不吃饭的时候，我都觉得自己要虚脱了，就更加恐慌。"

我："对的。虽然一段时间内可能会有点消化不好，但大多情况下人体还是能消化食物的。"接着，我跟云列举了一个神经性厌食症的例子。话说一个人总是觉得自己消化不良，最后演变成了神经性厌食症。他枯瘦如柴，奄奄一息，各种方法都不管用了。后来，他在某位医生出版的书的指导下，每天按时进食，不管消化还是不消化，总之就是要吃下去一定量的食物，结果他竟奇迹般的好了。这个人，便是日本著名的企业家冈本常男。而那位医生便是森田正马博士。出于对森田正马博士的感激，冈本常男康复后，成立了一个基金会，资助中国的医生去日本进修森田疗法，从而把森田疗法引入中国，惠及了无数神经症患者。8 年前，我也是其中一位受益者。

云听后，愁云消散，又乐观起来了，说："嗯。我今天按时吃饭，不管多难受，认为自己多么吃不下去，也还是要吃。"

我："太对了。你别管肚子胀气不胀气的，人生命力的顽强肯定胜过小草。同时，你吃饭的时候，可以自己这样对肚子说，肚子啊，就算你胀气，我也相信你会帮助我消化的。这就是正面思维。相比起老是去担心、烦躁，甚至诅咒你的肠胃，若换个角度，报以积极的思想，反而有利于你胃肠的蠕动，从而促进消化。"

云："嗯。谢谢老师，我听进去了。"

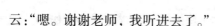

云经历了一次反复，又再次得以及时矫正，她的肚子胀气日渐好转。大概一个月后，云的肚子胀气已消失得无影无踪了。

后来我和云的咨询，多为改善云的人际关系模式，这样，就能从本质上解决云的肚子胀气这一问题了。

记得云对我说："我实在是忙得手足无措了，做饭时小孩都牵着我的一条腿。我很想我婆婆来帮我带带孩子，可是她身体又不太好。"云真是一个喜欢纠结的人，她希望他人能够帮到自己，又替别人考虑太多。这种类型的人在日常生活中并不少见。一般而言，我所提供的策略就是：适度的自私反而是非常健康的心理。或者说，一个心理健康的人，理应具备适度依赖他人的能力。

我："你婆婆身体哪里不好？"

云："就是年纪大了，血压有点高，晚上睡眠不太好。"

我："嗯。她行动灵活吗？"

云："还可以的。"

我："那么，你可以和婆婆商量，在她力所能及的范围内，能不能稍微帮你照看一下。"

云："我一直没说。"

难怪云会肚子胀气，情感压抑的人最容易生闷气。

我："为什么？"

云："不好意思说。"

我："她是你婆婆，有什么不好意思的。你不说，她又怎么知道你的难处。再者，只要你不是去故意刁难你婆婆——当然你不是这样的人——在你困难的时候，去寻求她的帮助无可厚非。"

云想了想，说："嗯，对。我决定了，是要把我的难处说与我婆婆听。"

几天后，云告诉我，她说给婆婆听后，婆婆欣然答应帮她带带孩子，带孩子的过程中，婆婆的身体也没有像云所说的那样不好。

云："当初婆婆认为，是不是媳妇怕自己照顾不好，不想让自己带孩子，也就不好意思主动说出口。"

我笑了起来，说："你看，简单的事情就是这样被你搞复杂了，结果反而把自己搞成了神经症。"

云也嫣然一笑。

此外，云还改善了和她老公的关系。云说："虽然起初觉得是老公骗了我，但后来也觉得被骗得值得。因为老公也是为了家里打拼，虽然三线城市没有大城市那么繁华，但我们一家房子车子都有了，还有了一个小孩，也挺幸福的。"

我："不错啊，云，你这样的体会难能可贵啊。人若老是去想着得不到的东西，那样非常不好。"

云："我老公也说，他尽量周六周日早点回来，有空带着我和孩子出去转一转。"

我："嗯，这样挺好。"

云："还有一件事——"

我："什么事？"

云顿了顿，说："我和我老公那方面也改善了不少，以前肚子胀气的时候做那个总是觉得不舒服，我都不想做了，又觉得自己是不是性冷淡了……看来，这次肚子胀气虽然让我经历了痛苦，但收获也是不少的。"

　　我："哈哈，是的。我觉得，你还需要有一个收获——"

　　云："什么收获?"

　　我："就是一个人的时候不要自怜自叹，不要压抑情绪，可以学点自娱自乐，或是苦中作乐啊。"

　　云："太对了！谢谢你，老师。"

脑袋摇晃

京很不幸。两年前京的父亲因心脏手术住院，就已花了家里的大半积蓄。可过了没半年，京的母亲又查出有乳腺癌，家里的经济着实捉襟见肘。更不幸的是，这时京的脑袋还不受控制地摇晃起来。

事后，京回忆，在他父亲生病住院期间，他就有点神经质了。某一天，他在医院里陪伴父亲到深夜，突然心脏部位开始疼痛起来。京瞒着父亲，在医院里做了一个心脏彩超，结果显示心脏没有问题。京虽心有余悸，但不久也就安心了。

而这一次，双亲生病让京焦虑万分，诊疗费的压力让京的脑袋里如同灌了水泥浆。某一天，京感觉他头部有一根血管在剧烈跳动，接着头也开始摇晃了起来，像极了眩晕。京好一阵惊恐，赶忙找个地方躺了下来，可头部还是在剧烈地摇晃。京连忙闭上眼睛，休息了好一会儿，那种如同坐船时的颠簸之感才逐渐得到平复。

第二天，京强忍着貌似剧烈晃动的脑袋去了省城某家知名医院。一番检查下来，没有问题，脑科医生询问了京的一些经历，推测京可能是神经症，便建议京去心理科就诊——有经验的医生总是能给患者指明方向。在心理科诊室，京被专科医生确诊为焦虑症。

京是我的来访者中学历较低的。我丝毫没有嫌弃他学历低的意思，反而一些学历较低的来访者对医生下的诊断的认同度会更高，因为懂得越少，思维反而越简单。

举个例子，一位肺部有着一个小斑点的高学历来访者，同时在五家知名医院就诊过，医生都告诉他，那只是之前他患肺炎时所留下的一个小点点，并无大碍。直到后来，他反复就诊的一位医生告诉他，他不是肺部有病变，而是心理有问题。从那以后，他才相信了他有心理问题，而非生理上的病变。

京相信了自己有焦虑症，也接受了医生的药物治疗，相对于绝大部分神经症患者起初的怀疑、不确定心理而言，京这样做已是难能可贵。

但京依然不知道怎么去摆脱脑袋摇晃的问题，他想求助于我，又苦于承担不起咨询费。京说："如果你能帮我的话，等过年了，家里的母鸡养肥了，我就送几只给你吃。"

京诚恳而又朴实的言语让我无法拒绝。就这样，我给京以象征性收费，便开始了和京的咨询。

我："京，你脑袋是怎么摇晃的？能描述一下吗？"

京："感觉就像是飞机遇到气流会剧烈地抖动一样，又感觉像是眼睛看着耀眼的太阳，人很眩晕那个样子……很难形容，我现在只能躺着，一坐着脑袋就会摇晃。更不能走路，走路时就会感觉要晕倒了。"

如果读者有心，这是京第三次提到"感觉"一词，恰恰说明，绝大部分神经症患者的症状只是主观感受。一段时间里，京的注意力固着于脑袋摇晃，因此脑袋摇晃的感觉会越来越明显，以至于产生预期恐怖，担心走路时会晕倒。但事实上不会，否则他是怎么去省城医院做检查的？

我："你现在和我说话时也是躺着？"

京："是的。"

我："说话时你脑袋摇晃吗？"

京："好像没有那么厉害了。"

我："因为你的注意力在说话上去了。这样，京，你一边说话，一边想着自己脑袋摇晃，看脑袋会不会摇晃？"

京大叫起来，说："不能想！那样想脑袋真的会摇晃起来的！那太痛苦了！"

我："你相信我吗？"

京："相信。"

我："你想好吗？"

京："当然想啊。"

我："你相信我，那我就告诉你脑袋摇晃绝对死不了人的；你想好转，那你就试着按照我说的做。"

京:"那好吧。"

我鼓励京:"京,别怕,按照我说的做,闭上眼睛,开始想象你的脑袋在往左摇晃,两分钟后再睁开眼睛。"

京闭上了眼睛,没几秒又睁开了眼睛,怯生生地说:"脑袋已经在往左摇晃了。"

我:"别说话,继续闭上眼睛,两分钟后再睁开。"

京又闭上了眼睛,我给他计时。两分钟后,我让京睁开了眼睛。

我:"脑袋是不是一直在摇晃?"

京:"是的。"

我:"什么感受?是像飞机遇到气流剧烈地抖动吗?还是眼睛看着耀眼的太阳那般眩晕?"

京:"有一点。"

我:"只有一点?为什么?"

京:"你跟我说了我不会死,所以我心一横,感觉就只有一点了。"

我:"也就是说,实际情况比你之前描述的要好很多?"

京:"嗯。"

我:"很好,京。你继续闭上眼睛,想着脑袋会往右摇晃。"

京:"还是两分钟吗?"

我:"是的。"

　　京又闭上了眼睛，开始想着脑袋会往右摇晃。两分钟后，京睁开了眼睛。

　　我："感觉怎么样？脑袋还摇晃吗？"

　　京："有一点。"

　　我："能忍受吗？"

　　京："好像能忍受一些了。"

　　我："真不错，京。那你继续闭上眼睛，想象着脑袋上、下、左、右摇晃，想往哪个方向摇，就往哪个方向摇，持续五分钟，我给你计时。"

　　五分钟后，京睁开了眼睛。

　　我："这次感觉怎么样？京。"

　　京："老师，我感觉很奇怪。"

　　我："怎么说？"

　　京："前一两分钟里，我感觉脑袋还是在摇晃的。后来，我继续想着脑袋摇晃，我让它摇晃，脑袋反而不那么摇晃了。"

　　我笑道："哦，确实挺奇怪的。你想知道原因吗？"

　　京："当然想啊。"

　　我："打个比方，一些新兵蛋子上战场前都会紧张，为什么呢，因为他们都怕死。虽然怕死是每个人的天性，可是新兵蛋子们还没死，他们只不过是在脑海里面不断构建着恐怖的图像，想象着战场上的硝烟弥漫、子弹纷飞。一旦那些新兵蛋子变成了老兵,哪怕子弹在头上飞来飞去的,他们依然也能悠然自得地抽着烟,很多美国大片里都出现过这样的场景,相信你也看到过。刚才叫你闭上眼睛,想着脑袋摇晃,就是想让你直面恐怖,让你的内心逐渐从新兵变成老兵。"

京似乎顿悟:"哦,我明白了,就是说,经历了反而不怕了。"

我:"真对。那接下来,你能坐起来和我聊天吗?"

京:"能,反正死不了。"

我笑道:"很好,就应该这样。"

接着,京跟我说他很早之前就有焦虑了。在父亲得心脏病之前,他在长沙开了个饭店,起初生意很好,后来生意不行了,也就有了焦虑。父亲一病,他更加焦虑,也就有了疑病素质,于是第一次出现了心脏不适。母亲的再次生病,又打击了他,加之他的第二个小孩马上要出生了,而自己脑袋又开始摇晃起来,因此,觉得生活简直如同一团乱麻。

我:"嗯,京,在当下社会,每个人都会有压力的。一步一步来,你得先自己好了,才有心思去解决那些事。至少,你不能每天躺在床上,那样你父母的心情也会不好,还以为你得什么大病了。"

京:"我要出去走走了。"

我:"这就对了。"

　　从那次起，京走出了家门。

　　京说，他脑袋有时还会摇晃，摇晃时他心里就想着反正不会死。京从每天出门两小时，一直到后来正常出门脑袋再也不摇晃了，其间经历了一两月。京已经完全适应了自己由于主观感受而引起的脑袋摇晃。

　　与此同时，在我和京探讨的过程中，发现很多事情远没有他想象的那么糟糕。京有一个姐姐，家境富裕，能够在经济上帮他一把；京的岳母承诺给他带小孩；京的妻子也说，生完小孩可以一起出去赚钱。

　　于是，京开始反思，对我说："老师，从今以后，我不能太悲观了，悲观没好处，只有坏处。"

　　我："挺好的，京。俗话说车到山前必有路，柳暗花明又一村。"

　　京："嗯。谢谢老师。"

　　写这个章节的时候，京有半年没有和我联系了。半年前，我听说他已经重新找了份工作，抗焦虑药也没吃了，脑袋摇晃也早已不复存在。

　　等快过年时，我想调侃一下京："京，快过年了，你家的母鸡养肥了吗?"当然，纯属调侃而已。

前列腺炎

　　思是一名挖掘机司机，但他并不想从事这份工作，大专毕业后径直去了深圳，想自己先闯一闯。思的父亲在当地从事工程行业，还算有点影响力，便生拉硬拽地把思从深圳给拽了回来，还给思买了一台挖掘机。从此思就开始了他的挖掘机生涯。

　　挖掘机开了六年，思有点儿烦了，也开始有点儿倦了，但更多的是迷茫了。他不想干这份工作，可又不知道干什么好。两年前，思为此就有了焦虑。起初，开挖机的时候偶尔出现了视物模糊……再后来，脑袋里就时不时出现一片空白。

　　在一种思绪混乱之中，思有一次和几个挖掘机司机一同午餐，席间听一个同事抱怨道："这阵子前列腺不怎么好，老是尿频，怕是开挖掘机时坐久了。"说者无心，听者有意，开挖掘机坐久了会引起前列腺炎。思的脑海里有了这样一个认知模式。

　　思惶恐起来，接下来的几天，思开挖掘机时，隔三岔五地会把这句话想起。结果没几天，坏了，思果真感觉自己也有前列腺炎了。思在思想上给自己扣了一顶前列腺炎的帽子，结果也开始尿频起来。思几乎每隔两小时就会有尿意，接着便要去上厕所。接下来更糟糕了，思有了绝大多数神经症患者所拥有的探索精神——百度，结果看到的全是患前列腺炎的不利后果。思更加惶恐不安起来，赶忙跑去医院检查。

　　一番检查下来，泌尿科医生说思的前列腺没什么问题，给思开了一点类似于安慰剂的药，就让思回去了。思吃了几天药后，尿频反而愈发明显，就再次跑去医院。这次就诊的医生对思说，你不是前列腺的问题，多半是疑病症，建议去心理科看看。

　　听到这里，我打断思，问道："思，心理科医生怎么说的？"

　　思："医生先给我做了测试，问了我几个问题，开了点药，就把我给打发了。"

　　我："听上去你有点失落。"

　　思："是的，感觉问题没有解决，还是经常尿频。"

　　我："你老想着解决尿频这个问题？"

　　思："不得不让人去想，这已经是一种习惯了。"

　　我："可是，你就诊的泌尿科医生并没有说你是前列腺炎。"

　　思："我还是有点不相信。"

　　是的，很多神经症患者是不到黄河不死心的。但，"黄河"到底在哪里？他们自己也不知道。

　　我："你有没有打算换家医院，再去检查一次？"

　　思："有这个打算。"

　　多数神经症患者总是学刘备把医院当成了"茅庐"，他们三顾茅庐，甚至"四顾"或更多。不过他们不是去请军师，而是寻求一种确认，急切想找到一种治愈方法，或者说去医院本身能够给他们惶恐不安的心灵带来一丝安慰。有时候他们明知过度地去医院是在浪费金钱，但就像一辆在高速公路上急速行驶的汽车，要停车也只能缓慢刹车，到了最后，也就不再去做无谓的检查了。

我："那么，思，再去检查一次也无妨，不过我建议你找一家你信任的、权威的医院，而不要病急乱投医，去相信一些街边小广告。"

我这样跟思说，是因为曾经有一位来访者，由于焦虑引起了假性阳痿——某些人在焦虑的时候会出现一定程度的性功能障碍，90 项症状清单（symptom checklist 90，SCL‑90）里有类似的症状清单——他不明就里地去了一家私人医院，按照前列腺炎进行治疗，结果引发了药物过敏反应。

思："啊，我原本准备去一个江湖郎中那里看看的，听说治疗前列腺炎很神奇的。听你这样一说，那我还是不去了。"

我："是的，思，你可以换一家大医院，再去重新检查一下。如果这次检查后，医生再次告诉你前列腺没问题，那你就不要再去了。"

思："好的。那我现在该怎么办？"

神经症患者最喜欢问的问题就是"我该怎么办"，我有点想笑，哪怕我当初患神经症的时候也经常这样问，可现今我实在听得太多了。不过，有时候直接回答他们的问题，效果并不明显，因为他们就算知道答案，脑海里依然存在他们自己的那一套早已固化了的思维模式。

我："你尿频的时候是什么样子？"

思："就是想小便。"

我："如果不去呢？"

思："如果不去小便，就害怕会被憋坏了。"

我："不会的，如果人有那么脆弱，就不能称之为人了。如果你实在担心憋坏，那我这里有个办法，你可以试一试。"

思："什么办法？"

我："你之前不是两小时就想小便一次吗？接下来，你可以三小时再去小便一次，这样既不会憋坏，又不会让你为尿频感到烦恼。当然，你不要把尿频和你坐着开挖掘机关联起来，事实上你本来没有前列腺炎。只是你的注意力与意识全部集中在尿频的感受上，导致你'尿神经'（情急之中我创造了一个名词，并没有去翻阅相关神经内科书籍）过度敏感了，当尿神经不那么敏感了，你就会回归到正常的尿意，也就是你膀胱里尿液达到一定量时才会去小便。"

思:"可我害怕有了尿意,不及时去小便,会尿湿了裤子。"

原来如此。这就涉及一个关于自尊的话题,绝大多数神经症患者的自尊心相当强,反过来说,也就恰恰印证了他们的内心是自卑的、缺乏自我肯定的。思和我后来的谈话中印证了这点,他在没有焦虑之前,就时常为出门穿什么衣服而纠结。

我:"如果我说不会,你可能也不会相信,因为在你脑海里可能会这样想'要是万一发生了呢?'但是,思,我想问你,尿湿了裤子和解决你的尿频而言,哪个对你更重要?"

思想了想,说:"解决尿频更重要。"

我:"这就对了,你先尝试着三小时后再去小便一次,小便完就别去想尿意下次什么时候又来,后者才是关键。"

此时我想到了一个案例:一个既不经常久坐,又不经常骑自行车,也没有过度手淫和性生活的大学生,也曾担心自己前列腺有问题,并自我诊断为前列腺炎,私下里吃了两个月的治疗前列腺炎的药物。当他神经症康复后,向我述说这段经历,悔意之余恨不得扇自己一记耳光。我笑着说:"耳光就别扇了,以后不再神经质就可以了。"

思:"嗯。我试试。"末了又补充一句,"老师,医生给我开了药,我现在还没吃,不知道能不能吃。"

我:"当然可以吃。"

思:"可我看了药物说明书,有一大堆不良反应。"

我:"阿莫西林(一种常见的抗生素)说明书上也写有一大堆不良反应,你感冒时是否吃过?"

我喜欢用感冒给神经症患者打比方,因为这是再常见不过的疾病了,人一生中都会经历。神经症患者在未患神经症之前,大多不会在意药物的不良反应,哪怕他们有着先天性的神经质气质,也不会像患神经症时这般关注。

思:"感冒时没吃过,但小时候有一次被玻璃瓶割伤了小腿,那个时候吃过。"

我:"这就是了。你现在还活得好好的。药物配合心理治疗,是初期治疗神经症的最佳方式。"

思:"那好吧,我吃。"

事实上,思骗了我,他并没有马上吃药。思后来说,他是在第四次咨询过后才开始吃药的。思还说,他在吃文拉法辛(一种抗焦虑药)时出现了药品说明书上列举的不良反应——便秘。

我:"有可能是药物的不良反应,如果长时间出现便秘,你可以去医院让医生换药。但也有可能是你看到了药品说明书上的不良反应,而给自己施加了消极的暗示,进而觉得自己便秘,结果就真便秘了。如果你不再给自己施加消极的暗示,两三天后如果还便秘的话，你再去询问医生。"

　　结果三天后，思没有便秘了。

　　思说我是对的，是他给自己施加了消极的暗示。

　　在药物的配合下，思逐渐开始三小时去小便一次。思不再那么惶恐后，慢慢地睡眠也好了不少，甚至晚上都不用起夜了。一个月后，思告别了"前列腺炎"而不再尿频。

　　半年后，思说："谢谢老师，我现在连穿衣服也没有那么纠结了。"

　　我懂思话语的意思。思已经勇敢了，也不那么自卑了。

最严重的症状

在心理咨询师眼里，理想的来访者是这样的：虽心有恐惧，言语怯怯，急欲求得正解，但不朝三暮四，不顾左右而言他，咨询中能听进去一些话，渐渐也就能按部就班。遇到理想的来访者，是咨询师的一件幸事。

不过，也有一些"捣蛋鬼"，或是"老油条"，那咨询起来难度就会大很多。这个时候，咨询师就得使出如来佛的本事，让这些"孙猴子"得以归顺，从而回到康复的康庄大道上来。

蔚是一名"老强迫"，他和强迫症耗了十几年。其间，蔚阅览强迫症书籍无数，对某些理论的了解程度甚至超过了心理咨询师。蔚前前后后找过七八位咨询师，我所熟知的就有两位，他们见了蔚就摇头，说蔚已中毒太深，短时间内无药可救。

我问蔚："那你找我是？"

蔚："碰碰运气。"

嘿，遇到刺儿头了。

我："你打算怎么个碰法？"

蔚："听说王鱼儿（我的网名）在网上咨询情感障碍那一块很有名啊。"

　　我想今儿个确实碰上一个"老油条"了，便说："没啊，我没什么名气啊，就写了本破书。"

　　蔚："别以为我不知道，网络上经常有人给你摇旗呐喊。那个叫××的(我曾经的一位来访者)天天在各大神经症 QQ 群里替你大肆宣传。那姑娘长得还蛮不错的。"

　　我晕！我从来没有叫人给我宣传过什么，可能是有些来访者或是读者康复了，就去网络上留言，结果被蔚撞见了。

　　我不知他是来找茬，还是来戏弄我的，便说："哦，是她啊。怎么的，你对她有好感？要不要我介绍介绍？"我得先入为主。

　　蔚："介绍倒用不着。你先说说你咨询过强迫症没有？"

　　我："咨询过几个。"

　　蔚："你用的是什么方法？"

　　我："大部分是森田疗法啊。"

　　蔚："他们好了没有？"

　　我："有五个人好了，两个缓解了，还有一个没好。"

　　蔚："你倒是蛮诚实。"

　　我："怎么说？"

　　蔚："没把自己说成神医。"

　　我心里一阵气，又一阵笑，便说："当然不能把自己当成神医，精神卫生领域也不存在神医一说。"

　　蔚："那你对我有把握吗？"

我："不好说。"

蔚："那就是没把握了？"

我不想蹚这浑水了，便说："要不你还是另请高明？"

蔚："暂时别，先聊这一次，钱我照付。"蔚说，他家在某一线城市有四套房子，钱是没问题的。

神经症的人，有时会通过一些常人看上去还算不错的一面，以此维系他们脆弱的自尊，但这持续不了多久。

我也想知道这个"老强迫"到底是啥样子，便说："那好吧，你想聊啥？"

蔚："你对森田疗法很了解？"

我："算是吧。"

蔚："那你说，森田疗法是怎么治好强迫症的？"

我："你是强迫行为多一些，还是强迫思维多一些？"

蔚："强迫思维。"

我："你强迫什么？"

蔚："什么都强迫。"

我："例如？"

蔚："没有例如。看到数字，就强迫数字，可以从 1 强迫到 99；看到电灯，就强迫电灯，从路灯可以跳跃到霓虹灯；看到书，就强迫理论，从森田正马强迫到 ×××（网络上一位以咨询强迫为主的咨询师）。"蔚说了一大堆，但言语中没有透露出某些强迫症患者的那种痛苦，很是奇怪。

猛然间，我想到一件事，便问蔚："是不是你和人说话时，脑子就不强迫了?"

蔚："是的——哎呀——你真该死——哪壶不开提哪壶。完了，我现在又强迫和你说话了。"蔚的话语里，有了痛苦之意。

我心一凉，好一阵才回过神来。

等蔚唠叨了一阵子，我便说："这可怎么办? 要不要继续下去?"

蔚："当然继续，不能让我的钱打水漂。"

我："那我问你，你最初强迫时，有这么多症状吗?"

蔚："没有。那一年我高一，我想想啊，今年我二十九岁，高一时十七岁，十二年了。我当初就是做作业时，出现了数字强迫，数字老是在脑海里跳来跳去，1可以跳成3，2可以跳成6。"

我："那你后来，为什么会越来越严重了?"

蔚："你这不是废话吗? 强迫拖久了，泛化了，就会严重啊。你不知道泛化?"到底是老强迫，泛化都知道。

我："我知道。"

蔚："等等——你等等——我最初问你啥来着?"蔚似乎有所醒悟。

我看了看咨询笔记，说："你问我森田疗法是怎么治好强迫的?"

蔚:"对对对。就是这个,怎么把这个给绕开了,你是不是在骗我钱啊?"

我已是哭笑不得,便说:"绝无此意。"

蔚:"行,我信你这一次。那你说吧。"

我:"森田疗法说,对待症状要顺其自然。"

蔚:"森田老儿这不是狗屁吗?症状痛苦得要死,还要顺其自然,他是站着说话不腰疼。"

我:"别这么说,当然这期间有个过程。"

蔚:"这句话我知道,你直接说重点。"

我:"重点是——重点是你不要瞎折腾。"

蔚:"我找你咨询是瞎折腾?"

我:"那倒不是。"

蔚:"那我哪里折腾了?"

我:"你不是说你看过很多书吗?懂得很多,反而不好。"

蔚:"那懂得少就好?"

我琢磨着蔚又绕到理论强迫里去了,便不说话。

蔚又问:"重点是什么?"

我:"重点是你得去实践,学以致用。"

蔚:"怎么个用法?"

我:"就是从实践中去体会。你想,你强迫了十几年,还没好,是不是过程中一直想去寻求灵丹妙药,一劳永逸地解决强迫?"

蔚:"这个——好像是这样的。"

我:"可是,强迫症康复的标准,并不是说从今以后没有了强迫,而是已经适应了强迫。比如说,人人都有强迫,只要不过度,就不会是强迫症。"

蔚:"什么才叫不过度?"

我:"打个比方说,人在紧张的时候,可能脑海里会一闪而过一些无意识的想法,就像你高中时看到 1,脑海里跳跃成了 3,心想,为什么 1 会跳跃成 3 了?于是开始抓住不放,越是去想,就越会想不通,就像是在玩思想游戏。但事实上,你的脑海里是能区分 1 和 3 的,否则你当初怎么能上大学了?"

蔚:"这就是森田疗法?"

我:"是的,这就是顺其自然。强迫和非强迫之间,只是差之毫厘,你为了毫厘之差,老是去研究这些东西,就像研究袜子是穿在左脚合适,还是穿在右脚合适一样。"

蔚:"我不去研究,它纠缠着我啊。"

我:"可是,正是因为你一直研究它,才导致了你症状泛化了啊。"

蔚没有说话了。

我:"蔚,你最严重的症状,就是你去研究你的强迫症状。你总觉得它是个事,的确,强迫给你带来了痛苦,但是越研究就越痛苦，你得还原到最初的痛苦，那样虽然还是痛苦，但至少可以让你不再泛化下去。如同你在脑海里不停地用左手和右手打架，你想分出个输赢，你想战胜强迫，但直至你筋疲力尽，依然不会有输赢的。"

蔚："什么打架，别说打架，我脑子又乱了。"

我不再说话了。

许久，蔚说话了："难道不去打架强迫就会好？"

我："对强迫思维而言，这是唯一的路。让强迫成为你身体的一部分，就像你身上的一颗痣一样，不去在意，没有好与坏的评判，强迫反而会越来越少，最终也就能够适应了。"

蔚："说得轻巧。"

我："确实，做起来很难。"

蔚："好吧，今天就到这里吧。你的话，我已在书上看过了好几遍。"

我："那就不要去看了。"

蔚没有说话了，挂了电话。

后来，听说蔚还是在研究强迫，他拍了一张他书架的照片发布在了某 QQ 群里。《脑锁》《它就是如此：强迫症的内观认知疗法》《走出强迫症》《别让恐惧控制你的一生》，"森田疗法在中国系列丛书"、醒悟心理操作疗法类图书，等等，全是有关强迫的书。

　　其实，蔚最严重的症状还不是强迫，而是在应对强迫方面，他不断地去追求方法，结果把自己给陷进去了。有句话道，方法多了，反而没有方法了。起初保持认知的简洁性，不让思维变得混乱而又复杂，就已经是最好的方法。

　　两年后，我再次在网上遇到了蔚，闲聊了几句，蔚说他已在工作了，书也很少看了，他说也许我说的是对的。

　　蔚依然还有强迫，但似乎已迷途知返，好了不少。

未尽事宜

一位来访者曾说:"神经症患者的脑袋里像是装了一个雷达,不停地扫描着身体所关注的部位,有时是这儿,有时是那儿,只要发现了'敌情',就用雷达锁定。"

这个比喻太形象了。倘若继续让我列举有关症状的案例,就算我穷尽笔墨,也难以述说完。异常的感觉反应在生理上,如同神经症患者喜欢问十万个为什么一样,实在是太多太多了。

更严重的问题在于,某些神经症患者认为症状是只属于他们的专利,是独树一帜的、与众不同的。一位因眼睛出现玻璃体混浊而焦虑的女士,听说我高中时也出现了玻璃体混浊,便希望我能描述一下。我照做了,可接下来她说:"我的玻璃体混浊和你的不同,你眼睛里的飞蚊是一点一点的,而我的飞蚊是一丝一丝的。"直到一个月后,她才相信,虽然症状的表现会有所差异,但本质是一样的,即对症状选择性关注最不利的一面,从而引发焦虑和恐惧。

还有一点,就算书中列举了成千上万个案例,说不定某些神经症患者也只会去看跟他们有关的关键词:神经性耳鸣的就看书中有没有出现"神经性耳鸣";肚子胀气的就看书中有没有出现"肚子胀气";视物模糊或不真实感的就看书中有没有出现"模糊""不真实感"。他们只关注与症状相关的关键字眼，或是其他神经症患者的康复结果，对基本的认知不管不顾，也不想一步一步地走完康复的整个过程。这就大错特错了。

一旦神经症患者认为他们不是独一无二的、最痛苦的活在世界上那个人，就有可能出现转机。一位强迫症患者，他在康复后告诉我，起初对他最有用、最能帮助他稳定情绪的一句话，就是我告诉他的"是的，每个神经症患者都认为自己是世界上最痛苦的人，不只是你这样想。"而他那天是这样说的："我太痛苦了，觉得自己是世界上最痛苦的那个人。"当他相信了众多的神经症患者和他有着一样的痛苦后，心里也就获得了些许安慰。这种心理现象很有趣，类似于集体意识：人在悲观绝望时总是希望找到同类，以求获得心理安慰。

还有一位来访者说他每天都有不真实感，每天都活在不真实的世界里，仿佛与世隔绝。查阅他的诊断经历，多次心理测试均表明他没有幻想和妄想，他所说的不真实感，依然是他自己主观构造的，类似于疾病的意识，而非真正的疾病。我给他提供了一个策略：不必非得努力地看清每件事物，以此求得"真实的感受"，相信他所看到的就是真实的。

两个月后，他的不真实感彻底消失了。由此可以看出，神经症患者总是低估了他们与生俱来的自我调节能力。

最后列举的一位来访者，之前她遇到事情总是往坏的一方面想，到了最后，她能够给自己以积极的自我暗示。个中原因，她反省道："我起初也是希望让自己积极起来、乐观起来，可事与愿违，内心冲突反而更大。我之所以最后能做到积极，是因为我中间经历了一个'不去管它是好还是坏'的过程。"

太对了！其实她表达的意思是：我就是一个悲观的人，悲观就悲观吧，不去管了，也别去评价了，爱怎么的就怎么的了。最后她在经历了一些事情后，发现之前看问题的角度给她带来了太多的阻碍，让她活得不开心。好吧，那她以后看待事情就积极一点吧。

倘若神经症患者固执地认为他就是世界上最惨的那一个，那么他就会竭尽所能去寻找突破口，排斥、抗拒症状由此而生，而这恰恰是神经症患者走向康复的雷区。

起初不去夸大症状，不去灾难化解释，不去和症状做无谓的挣扎和对抗，不抱以过高的期望，神经症患者就已经有了康复的转机。

药
物

是药三分毒吗？

　　抗焦虑、抗抑郁等药物的出现，给心理障碍患者，尤其是某些忍耐力差、症状严重的患者带来了一定的福音。

　　处于急性焦虑期或是惊恐发作的人，起初借助药物是最为明智的选择。做咨询过程中，我遇到多位这样的来访者，他们深陷症状之中却不愿意吃药，又无法快速地从咨询中获益——相比于药物而言，咨询的效果要慢一些。他们需要药物的帮助，以此稳定情绪，之后再开始一段心路历程，最终都会得以康复。以我当初的切身体会，我已焦虑得坐立不安，倘若没有药物帮我渡过难关，也就无从谈起我后来通过看书，通过自我认知，走出焦虑的泥潭一说了。

　　然而，中国的一句古话所谓"是药三分毒"，蛊惑了不少神经症的人。他们已然觉得症状是让自己"中毒"了，再去吃药，那岂不是毒上加毒？于是，他们对待药物如同洪水猛兽般唯恐避之不及，直到实在扛不过去了，就反复翻阅药品说明书，盯着说明书上细小的字眼，目之所及，一行行写的全是不良反应。最后，他们顶着巨大的心理压力，才把医生开的药给吃了下去，却又担心药物的不良反应是否会在自己身上出现——他们总是认为自己会是最倒霉的那一个。

一位存在着周期性抑郁的患者对我说，她曾就诊于某知名心理医生，医生建议她吃上半年至一年的抗抑郁药。医生给了她一个解释：她陷入抑郁的时间已长达三年，大脑里的神经递质传递已经出现了紊乱，需要一段时间的药物调节。我很认同这位医生的解释，由于我的再次确认，她终于下定决心接受一段时间的药物治疗。

另一位存在焦虑伴随抑郁的患者告诉我，她曾就诊的医生告诉她，她需终生服药。据她说，那位医生很有名，可以用英语（这位患者是学英语专业的）和她流利地交流。后来，当她症状极大缓解后，她依然摆脱不了药物依赖，因为医生的那句"需终生服药"，已在她的脑海里根深蒂固。为此，她说她选择了终生服药，以后就不要小孩了。但后来，在和我的交流过程中，她经过科学地递减药物剂量，逐渐摆脱了对药物的依赖，且不再坚信她需"终生服药"。

　　我在做咨询中遇到过最多的有关药物的问题，就是患者不知道该选择何种药物。事实上，他们也不知道该作出何种选择，因为他们大多没有精神医学的专业背景。困扰他们的，莫过于两种心理：①出于急切地想摆脱症状的目的，寄希望于找到某种灵丹妙药；②听闻别的患者服用某种药物很管用，而医生开的药物和他/她的不相同，于是心里就有了纠结和冲突。对于心理①，一位来访者曾在半年时间里，要求其就诊医生给她换了三种药物，后来医生直接拒绝了她再次提出的换药请求——这个世界本就没有立竿见影的灵丹妙药，为此她反而深陷药物焦虑。对于心理②，神经症患者大多有点捕风捉影，或是为了共同的目标——康复，相互之间不断打探，以此寻求良方。结果，当一大堆可选方案摆在他们面前时，反而犯了难。

　　记住，只要不滥用药物，药物所带来的益处，就远远大于它本身可能出现的不良反应。同时，选择何种药物，多大剂量，交由专科医生。以中国目前的医疗水平，绝大多数三甲医院的专科医生都能作出专业的评判。

药物的选择

　　鑫有着广泛性焦虑障碍，专科医生给他开了帕罗西汀片（一种抗焦虑药）。鑫虽然没有排斥药物，但吃了没几天，问题就来了。

　　鑫："老师，我吃了大概五天，没啥感觉，还是焦虑。"

　　我："药物起作用是需要一段时间的，一般在两周左右。问题是你不要天天惦记着药物，也不要去对比今天和昨天的感觉，好像今天吃了药，就一定要比昨天好，事实上不是这样的。正确的做法是，你一边吃药，一边还要调节心理状态，否则就像是打着雨伞去淋雨，明白吗？"

　　鑫："哦……哦……这个比喻蛮恰当。也就是说，我不能一边吃着药，一边还更加焦虑，这样一来，说不定药物带来的作用还干不过我由此产生的焦虑。"

　　鑫用的"干"一词，着实形象。

　　我不由一笑，说："是这样的。"

　　鑫："那好的，老师，我一边听你给我上课，一边不要那么焦虑地去吃药。"

　　很多来访者把咨询理解为上课，我也不去矫正他们。某种程度上来说，对神经症患者的治疗就是采取再教育的原则，我便说："对，就这样做。"

可过了没几天，鑫又来问我。

鑫："老师，看你书上写的，你之前是吃西酞普兰好的，而我吃的是帕罗西汀。这下我犯迷糊了，手又犯贱，就去百度了一下，结果发现治疗焦虑症有很多种药物，我又不知道怎么选择了。"

我："最明智的做法，就是听医生的。"

鑫："万一……"（神经症患者的"万一"又来了。）

我："万一什么？"

鑫："万一给我看病的那个医生水平不高怎么办？"

我："鑫，以中国当下的医疗水平，凡三甲医院的专科医生，在开具药物的准确度方面，如同高明的外科医生给患者的伤口缝针那般简单。"

鑫还是有点不相信。

我接着说："你可以再去问问你所认为的更权威的医生，不过只能问一次。"

鑫："好的。"

结果，鑫再次跑去问了，得到了和之前医生一样的答复。

就这样，又过了几天，鑫再次找我谈话时，问道："老师，你说这些不同名称的药物，到底有什么区别？"

我想了想，说："××可乐和××可乐的区别。"

鑫还是有点不相信。

我进一步解释说："我没有什么精神医学背景，但知道大多数抗焦虑抑郁药物的作用机理是一样的。如五朵金花（氟西汀，帕罗西汀，舍曲林，西酞普兰，氟伏沙明），虽名称不同，但都是5－羟色胺再摄取抑制药。药物之间会有细微的差别。这些细微的差别需要专科医生去评判，相信医生就行了。总体来说，差别并不会太大，如同××可乐和××可乐，喝起来会有细微的差别，但都是可乐。"

鑫："哦……原来是这样啊，我明白了。"

我："明白就好。"

从那以后，鑫就再也没有问过我有关药物的问题了。

出了名的买药人

平跟我说，她已经不好意思去附近的药店买药了。

我："说来听听。"

平："方圆两公里内的药店我都去过了，那些药店营业员都认识我了。"

我："你为什么要去那么频繁？"

平："身上不舒服，有时胃痛，有时腰痛，有时头又痛，一买就是一大堆药，我觉得那些药店营业员看我的眼神都有点诧异，只好经常换药店。换来换去，附近已没有新的药店可去了。"

平今年二十六岁，正值青春年华。经询问平也没有什么遗传病，从小体质也不算差。她之所以在药店里出了名，是因为她患了焦虑症。由此，平有了这样一个错误信念：她始终认为身体的痛就是生理上出了毛病。

平放着医生开的抗焦虑药不吃，拼命地去药店寻求各种补品，补中益气的、调理脾胃的、补肾健脑的，应有尽有。平几乎不会选择西药，因为她觉得西药的不良反应太大。

这里首先要回答一个问题，神经症患者所谓的虚弱，到底是不是真正的虚弱？答案是否定的。现代医学认为，不能再冠以神经症患者"神经衰弱"一说，因为他们的神经功能并不是真正的衰退、弱化。一个显而易见的例子是，一位失恋中的女孩整日里茶不思，饭不香。当和她谈恋爱的男孩打算与她重归于好时，她立马就能吃下一大碗饭。那么，当初的茶不思，饭不香，难道是那女孩的胃真的很虚弱？

　　我这样说与平听了。平还是不相信，她已"中毒"太深，又不愿意继续接受咨询。相比实实在在的看得见的药物，平觉得咨询是在浪费钱。

　　我最后不得不跟平说："以后你若要再去药店，也是你自己的事，因为谁也拦不住你。不过，平，我建议你每次去药店之前，最好先想想你哪里最难受，就只买你最难受的那种药，不要买太多了。同时，你应该去吃医生给你开的抗焦虑药。不要认为中药没有不良反应，其实过度服用中药同样也会有不良反应，反而现阶段你所认为的存在不良反应的西药，或许对你帮助更大。"

　　记不起来具体已过了多久，可能有半年时间，平再次找到了我。

　　平："你能给我开中药方子吗?"

　　荒唐至极。我又不是医师，怎么能开方子?

　　不过我忍住没说，问道："你怎么想到找我开中药方子?"

　　平："我在《神经症的自我救赎——我的森田疗法之路》一书

中看你写到，你曾经迷信中医，为此还研究过一段时间的中药，所以我觉得你能开方子。"

可是，为什么平只记得我研究过一段时间的中药，而忽略了其实我是在写自己当初迷信中医了？答案是众多神经患者的通病——选择性关注。在平的眼里，她仍然只在关注她自己身体上的不舒服。

我："平，你最近是不是迷上中药方子了？"

平："有位中医说，中成药起效不如汤剂快。"

我："那你现在还有什么问题？"

平："还是老问题，不是这儿痛就是那儿痛的。"

我沉默了好一会，末了说道："我不会开方子，但会心理咨询。你想不想咨询？"

平想了想，再次拒绝了。

不出意料，平又会成为"中药方子界"里的一位出了名的病人，但也许不会——我总是对神经症患者抱以美好期望——说不定她哪天醒悟过来，不再神经质般地求医问药，不再对健康有预期焦虑，就会慢慢好了。

预期焦虑

快要开学了

前面的章节里，提到了神经症患者的预期焦虑，如害怕万一等。本章节，将更详细地举例说明。

高三那年，峰休学了，此后一直没有重返学校。峰的退学原由一点也不复杂，一天晚上，室友讲了一个鬼故事，峰听后感觉有点吓人。当晚，峰睡得很忐忑，从那以后，峰就有了睡前恐惧，课堂上也无精打采，煎熬了两三周，峰受不了了，就休学了。

峰休学后待在家里，想努力改善睡眠，结果事与愿违，睡眠质量反而越来越差。峰变得焦躁起来，他开始回忆过去一些不愉快的经历，进而总结出他的胆小、懦弱都是父母造成的。峰说，小时候父亲经常打他、骂他，给他使脸色，从此他内心深处很害怕权威，以至于到了小学五年级，有一次他在课堂上憋了尿，竟不敢去向老师报告，结果尿湿了裤子。满脸羞愧的峰回到家，迎接他的不是父亲的安慰，而是一通数落。

　　峰不想继续这样下去了，他想改变，但他觉得改变首先应从他的父母开始(很多神经症患者起初都有类似想法，记得一位大三学生曾跟我说，她去学校心理咨询室做心理咨询，咨询师对她说，也许她改变不了父母，但她可以改变自己。听上去很对，但那一刻，女孩的精神却要塌陷了——她是怀有如此强烈的信念想让她的父母做出改变。她学校的那位咨询师没有与来访者的内心保持同步，他犯了一个错误)。峰尝试着召开家庭会议，会后，峰的父母表现出高姿态，承认了错误，表示一定要痛改前非。然而过后没几天，在峰看来，他的父母依然我行我素。

　　几次三番过后，峰暴怒了，开始对母亲挥舞拳头，故意找父亲的茬，接下来就是自暴自弃。事后，我问峰："整日里发飙、自暴自弃，是不是想以此去报复你的父母?"峰承认了这一点，他说："哪怕当初对我母亲挥舞拳头，其实打得也不重，也不是我的本意。至于找父亲的茬，是因为小时候父亲老是找我的茬。"后来，我对峰的父母说："峰没有你们想象的那么坏，虽然他身上是有很多缺点，但没有一个缺点是致命的。"最终，峰的父母认同了我的观点。

言归正传。峰失眠没多久，就有了广泛性焦虑障碍，他走在路上，看到同龄男女学生卿卿我我，进而想到日后会不会没有女孩和他谈恋爱了，由此产生焦虑；他人不经意间的一个眼神，也会让峰敏感，觉得是不是在针对他；更多的，峰在不断地纠结着他的症状，他觉得自己身体越来越虚弱，加之失眠期间还患有久治未愈的肾结石，更让他深感恐惧与不安。

我和峰的咨询持续了一年多。一年之中，我回答了峰所提出的无数个问题，我不得不这么做，因为十八岁的峰已然把我看成了他的最后一根救命稻草。庆幸的是，咨询过程中峰逐渐认清了症状的本质，放弃了和父母的对抗。在我的鼓励下，长久赋闲在家的峰走出了家门，去帮他做生意的二姨搬货。

可坚持了两三周，峰就有点受不了了，他认为坚持到了最后就是"扛"。峰总是把一个人的耐力与勇气理解为"扛"。我可以理解峰，一旦遇到的挑战与曾经的刺激事件似曾相识，峰就会习惯性地退缩。由此，峰很害怕继续前进，故而习惯性地退行到某一固着点，待着不动——峰身上存在着极大的不安全感。

一晃九月份了，又要开学了，峰的父母向我施加了压力，希望我能督促一下峰，能鼓励他去上学。

我也能理解峰父母的苦心，就如实跟峰说了。结果，峰认为我和他父母串通一气来逼他，他是如此信任我，最终我却站到了他父母那一边。

　　峰愤怒了，说："我生无可恋，哪一天我真想从楼上跳下去，一了百了。"

　　我："别这样，峰，如果我有做得不对的地方，你可以指出来，但不能走极端。"

　　峰："老师，我就是希望你能理解我，很多事情我真的尽力了。"说完，峰哭了起来。

　　我："嗯。有些事情你确实做得很不错了，你已没那么在意身体上的症状，也不对父母乱发脾气甚至打人了。只是我觉得，你待在家里是好不了的。"

　　峰："我知道的。我不过是想按照我的节奏来。"

　　我："那你说说，你的节奏是什么样子？"

　　峰："我就想先跟着我爸去工地干活，我想先锻炼一下，看自己行不行，因为我有点害怕，就算我去了学校，我也不知道我能扛多久。老师你能理解吗？"

　　我："我能理解。你这样的节奏也可以，只不过你实践的过程不能理解为扛，而应是在实践中检验一下你在哪些方面加深了体会，哪些方面还需改进。这样一来，你就会慢慢适应的，也就不会那么害怕了。"

　　一晃，一年过去了。这一年里，峰大部分时间做着事情，只是偶尔和我交流。言语中，峰变得越来越有礼貌了，一些事情他也能够想明白了。这一年里，峰大多时候都帮着他父亲出去做事。

峰："老师，我已清楚地认识到待在家里是不行的了，只是还是有点害怕。"

我："也许是你过去的情感经历里有了太多的恐惧，性格里有了太多的胆小和懦弱，所以你一到关键时刻就想退缩。"

峰："嗯，我也知道。老师，你最近两周能多给我做几次咨询吗？现在是八月中旬了，我想九月初开学的时候，如果可以，我打算去上学。"

我："当然可以。你有这样的想法，于你而言都是一种勇气。"

我和峰又继续交流了两周。两周里，峰认识到安全感是自己给的，虽然他很早之前就能认识到了，但这次来得更深刻一些。最后峰说："有些事情还是要靠自己，要让自己鼓起勇气去做。"

峰显得很释然，可到开学的前一天，他又退缩了。内心的恐惧与现实之间隔的那层窗户纸，峰差点就要去捅破了，结果刚抬起手，又放了下来。

我："峰，你到底在害怕什么？"

峰："我害怕再次回到学校会失眠，会处理不好和同学之间的关系，我从学校里出来，就对学校有了预期恐怖。"

我："峰，有关预期恐怖我都跟你解释过了，而且怎么做也告诉你了。"

峰："这些我都知道，但我还是很害怕。"

我想到峰不止一次地对我说，从小到大他都没有获得过肯定和鼓励，有的只是贬低和压抑，峰长时间处于这样的家庭环境以及由此形成的不安全感，在关键时候让他犹豫再三，也就再正常不过了。

峰的父母知道了峰的决定，失落之余也表示理解。或许，他们的心里多少有那么点悔意，后悔当初不该那么对待峰，又或许，他们已经把日后人生的决定权交给了峰。二者于峰的父母而言，未尝不是一件坏事。

和峰的父母打完电话，我不禁想到了荣格的一句话："一个人毕其一生的努力，就是在整合他自童年时代就已形成的人格。"

对峰的咨询依然在继续。峰就像茧里一只待孵化的蝴蝶，他将自己蜷缩其中，但最终还需他自己去啄破那层茧。

　　三月后，峰给我发来一段留言："老师，可喜的是，经过实践，我换个地方也能睡着了，起初我还怕自己睡不着。这样以后的路就很宽了。"

　　一晃又是三月，时间来到了 2019 年春节，峰给我寄来了一箱礼物，有酒、有峰当地特有的面皮。此外，峰还留给了我一句话："王老师，我从心里感激你，因为哪怕我当时对你发脾气，你都没有放弃我。"

　　是的，我一直都不曾放弃峰，峰又何曾放弃过他自己。

　　最终，他逐渐康复了。

车子进水

这是时隔三日后，我和琴的第二次谈话。

琴："昨天晚上没有睡好。"

我："之前两天呢？"

琴："睡得很好，虽然中间会醒来一两次，但我按照你说的'不要去在意'，起床喝了杯水，接着便睡，也能睡到清晨。"

我笑着补充道："我还说了不要把你的精神状态和睡眠关联起来，越是这样，你的内心就会越有想睡好觉的渴望。如此一来，你就会去在意睡眠，夜幕还未降临就会担心当天晚上是否能睡好，结果反而越睡不着。"

琴："是这样的。你还说过失眠不会导致死亡，既然不会导致死亡，也就不要去过多地在意。"基于此，琴告诉我，睡得好的那两天她连医生给她开的阿普唑仑片（一种安眠药）都没有吃。

我："那你昨天晚上为什么没有睡好？"

琴："担心车子进水。"

我："哦——具体是怎么回事？"

琴："这几天大连下了一场大雨，路面积水很深。昨天下午我送儿子去青少年宫，路上车子涉水经过一段积水路面，当时我并没有在意就直接开过去了，回来的时候也没有在意。直到晚饭过后，我开始想起这件事情，就焦虑起来了。我先是说给我老公听，他说我想得太多了。我还是不放心，便联系上了一个懂车的朋友。懂车的朋友帮我检查过后，说车子没有进水，可以放心开。我心安了一点，但当天晚上还是没有睡着，总有一种隐隐的担心。"

我："你只是担心车子进水吗？还是害怕车子进水后，再次驾驶时会存在安全隐患，由此产生一些不好的联想？"

琴："我只是担心车子进水了。"

有点奇怪的回答。

我："你有没有担心由于车子进水而引起的财产损失？"

琴："没有。"

更有点奇怪的回答。

我："那就像是有点没事找事了。"

琴："我好像经常没事找事，似乎自己非得给自己制造一点焦虑才安心。"

这才是问题的关键。

我："想知道你为什么会这样吗？"

琴："很想知道。"

我："可能是由于你的完美主义。"

　　接下来，我和琴探讨了引起她焦虑的深层次原因：琴身上存在着完美主义，总是担心自己做得不够好。但是，完美主义是一把双刃剑，完美主义让琴取得了极大的成功，她通过了400人中只录取7人的考试，成功进入某所大学的行政岗位；琴虽不是英语专业，却能说一口相当流利的英语，在其从事行政工作期间，能够流畅地和外国学生交流。只是琴还是不满意，总觉得自己做得还不够好，所以在生活中自己给自己添堵的事情特别多。

　　就拿车子进水这件事情来说，琴后来总结道："当初我是这样想的：为什么车子会进水呢？不可能的呀。后来我想明白了，还是由于我的完美主义，我的脑海里根本不允许车子进水这件事情存在，结果反而担心起来了。"

　　幸运的是，琴认识到完美主义是一把双刃剑后，继续发挥完美主义有利的一面——给她带来了很强的进取心。同时，琴尝试着去淡化完美主义不好的一面——追求极致，总是担心做不好。

　　从此，琴再也没有自己给自己添堵了，也就少了许多毫无必要的担心。

贵宾室

两个月里，丽每天走在路上，都要回头看一下是否有人在跟踪她。倘若有人过于靠近，丽就会快步往前走，直至和那人保持一段她认为的安全距离，才能安心。不过，丽既不是社交恐惧症患者，又没有被迫害妄想症，而是有着一种被泛化了的恐惧感。

最初，丽和我谈话时总是闪烁其词。和一些女性来访者谈话，我起初尽量不去触碰她们内心深处还不愿提及的事，因为一旦轻易触碰，反而有可能给她们带来创伤。

转机来自丽不得不出一趟远门，需要坐飞机。

丽："我买了头等舱机票。"

我："我没猜错的话，是因为头等舱里人会少很多。"

丽："不单单是这个原因。"

我："还有什么原因？"

丽："头等舱可以享受贵宾室，我害怕待在人来人往的候机室里。"

我："哦，我把这个给忽略了，上飞机之前是要候机的。"

丽："我还害怕过安检，该怎么办？"

我："你的害怕只是一种感受，安检不会把你怎么样的。"

丽:"我知道,我只想在你这里再次确认一下。"

我:"你之前有坐过飞机吗?"

丽:"坐过。"

我:"那个时候你害怕吗?"

丽想了想,说:"好像不害怕。"

我:"为什么现在开始害怕? 在过去一段时间里,你有受过什么刺激吗?"这个问题我问过丽几遍,丽都没有回答。丽每次找我只是泛泛地谈她的感受,如害怕路人,进而从我这里寻求一种确认——让我跟她说不用太害怕——但避而不谈她的过往经历。

我再次这样问丽时,丽依然沉默不语。

我和丽彼此都沉默着。

最后,丽开始说话了:"你说我万一去了机场,会不会惊恐发作?"

我:"可能性非常小,或者说几乎没有。因为你之前在路上走时并没有惊恐发作过,而且这个问题我们也谈过数次了。"

丽:"那我还是去。"

我:"去吧,若是紧张了,就听听歌,分散一下注意力,不要和你紧张的感觉对抗,或是挣扎,那样只会让你陷入更深的紧张之中。你可以做到把紧张的感觉和你分离开来,如同过往你不紧张时,可以一边听着歌,一边做着手头的事。"

丽:"好的,我会戴着耳机听听音乐。"

丽再次找到我,已是出差回来。

我:"旅途还算顺利?"

丽:"一半顺利一半又不顺利。"

我:"哦,怎么说?"

丽:"顺利的是我坐上了飞机,也办完了事。不顺利的是,我走到贵宾室门口,发现里面坐了好几个人,就一直没敢进去。"

我:"那你待在哪里?"

丽:"就一直在贵宾室门口站着。"

航空公司要是都遇到丽这样的人,那得节省不少成本。

我笑道:"丽,你真会给航空公司省钱,连贵宾室的饮料和点心都给他们省了。"

丽也苦笑了一下。

我:"过安检还顺利吗?"

丽:"还算顺利。"

我:"出差的过程中呢?"

丽:"也还算顺利。"

我:"在异地城市的街上走,还有没有那种被人盯着的感觉?"

丽:"有一点,但好像比之前轻了很多。"

我:"也就是说,虽然有,但还是能够适应了。"

丽:"嗯。"

我:"那你最近有没有做过什么梦?"

丽:"没有。"

我不太相信丽所说的是真的,处于紧张和不安之中的人经常会做一些不愉快的梦,看来丽内心的防御依然很强。

我:"你今天找我,只是为了告诉我你还算顺利地出差回来了,从而继续寻求一种确认。"顿了顿,"还是有什么想跟我说的?"

丽:"我没什么说的,只是想寻求一种确认,确认我可以慢慢地适应紧张和害怕。"

我:"那好的,一些事情等你想说的时候,希望你能告诉我,我们一起来解决。"

丽:"好的。"

没几天,丽找到了我,说她睡觉时出现了震颤,这让她惶恐不已——或许是我上次咨询时问了她是否做过梦的缘故。

丽:"我估计是血虚导致的,中医有说过我血虚。"

我："也许。不过也有另外一种可能，就是一个人心里面装着某种让她感到恐惧的事情，这件事情在她看来还未石头落地，睡梦中也会出现震颤。我觉得，后者在你身上可能占更主要的原因。"

丽听完顿时哭了起来。

我静静地等着丽哭完。

哭过后，丽说出了真相："我有过一次出轨，我害怕失去我丈夫。"

我："你丈夫知道这件事吗?"

她："知道，为此我还怀孕了，我好害怕，但不知道跟谁说，也没有人可以说，就告诉他了。"

可怜的丽。

从丽的倾诉中，我进一步得知，她并非有心想出轨，她的心理承受能力不足以承受出轨后像没事人一样。丽从出轨后的那一刻就已经开始害怕了。

我："你丈夫什么态度?"

丽："起初他很愤怒，相当地愤怒，打算要去找那个男的干仗（北方人把打架说成干仗）。后来他慢慢平静下来，还送我去了医院，没有和我吵，也没有打我。"

我："看来他是很爱你的，你们结婚之前和结婚之后关系好吗?"

丽："挺好的。"

我:"后来他怎么对你的?"

丽:"还是对我很好。"

丽的丈夫真是个伟大的男人!

我:"但是,你还在担心你的丈夫是不是真的过了心里那一关,进而恐惧?"

丽:"是的。"

我:"倘若是我,也会选择原谅。你丈夫那么爱你,说不定他早就原谅你了。这事儿已经过去了。"

她:"你说的是真的吗?"

我:"是的,我是个男人,以我对他的推测是这样的。你不是一直想寻求一种确认吗? 我告诉你我所说的是实话。"

丽:"我相信你。"

丽最后一次找我咨询(与其说是咨询,不如说是聊天),是想告诉我她已经怀上了第二个小宝宝了,而且当初是她丈夫要求她去做心理咨询的。丽的丈夫也反思了一下自己的不足,好长一段时间里,他经常出差,也就没有顾及丽的感受。

丽丈夫的态度,足以抵得上二十次咨询。

从那以后,丽就能坦坦荡荡地走在街上了,再也不怕背后有人跟踪。

镇静药

据保守估计，中国有近八十万艾滋病恐惧症患者（简称恐艾患者）。大部分恐艾患者整日里提心吊胆、惶恐不安，疲于奔命于各大传染病医院，不停地去做艾滋病筛查。

伟就是其中一位。

我："说说你的经历。"

伟："大概是半年前，我有过一次不洁性生活，由此患了淋病，所幸治疗及时，淋病很快痊愈，却未能阻挡我对患艾滋病的担忧。"

我："你做过艾滋病筛查吗？"

伟："做过。"

我："结果呢？"我知道伟肯定没有患上艾滋病，倘若患上了，就不存在恐艾一说了。

伟："结果显示我没患上艾滋病。"

我："然后呢？"

伟："检查完头几天里，觉得心里舒坦多了，可过了没几天就又开始担心起来。"

我："你担心什么？"

伟:"我担心第一次检查的窗口期时间不准。"

我:"你都知道窗口期了啊。是不是从百度上面得到了不少知识?"

伟:"是的。"

我:"你做了多少次检查了?"

伟长叹一声,悲凉地说道:"不记得多少次了!"接着又是一声长叹,而后说道:"当窗口期的概念进入我脑海后,在等待一个又一个窗口期的时间段里,我度日如年。窗口期一到,我就立马去医院检查,检的结果依然显示为阴性。可好了没几天,我又开始怀疑诊断结果,等到下一个窗口期到了,我就再次去医院检查……有一次抽血都把我给抽晕了。"

真是悲哀。

我:"难道你就没有怀疑过自己是心理问题?"

伟:"最近我才开始相信,我患上了恐艾症(艾滋病恐惧症的简称)。"

我:"你是怎么知道的?"

伟:"医生告诉我的啊。其实医生很早就告诉我了,说我是强迫症。"

我:"然后呢?你还是要去检查?"

伟:"是的,控制不住。"

我:"也就是说,理智上你是知道的,但就是控制不住地担心和害怕，从而还是要去检查。"

伟："是这样的。每次检查后，我都对自己说这是最后一次了。可是每次恐惧来了，就又忍不住要去检查了。我这何时是个头啊！"说完，伟这个大男人哭了起来。

等伟哭完，我说："是不是每次检查过后你都会安心一点，所以你才会不断地去检查？"

他："对，就是这样的。"

我："你知道你之所以不断地检查，是什么心理现象吗？"

伟："害怕呗。"

我："我是说检查。"

伟："不太清楚。"

我："类似于镇静药的作用。"

伟猛地有所醒悟，立马说道："对啊！每次检查过后，就能安心几天，相当于那几天被镇静了。"

我："可是，镇静药的药效一过，你就又开始恐惧起来了，于是就试图再次通过检查从而获得镇静，但镇静药也会有依赖性，于是你的检查也就越来越频繁。"

伟："对啊。"

伟是北方人，把"对啊"两个字说得极有韵味，看来短暂开窍过后，伟的语言也都活泼起来了。

我："所以，镇静药不能一辈子用下去。"

伟："是啊。那我该怎么办？是不是就不去用了？"

我："你做得到吗？"

伟想了想，又有点泄气："还没那个底气，可能我还会去检查。"

我："这倒是很适合你的。就像一辆汽车在高速公路上以120 km/h的速度奔驰，是不可能一下子刹住车的，可能要惯性地开出去三四十米远才能停下来，恐艾症让你的思维如同车子跑到了120 km/h，你很难立马停住，但是你要学会刹车，就是慢慢去减少你检查的次数。从今天起，你不要隔两三天就去检查，尝试着一个星期去检查一次。"

我对伟说的这个原理，心理学上称之为"系统脱敏"。

伟："那我试试看吧。"

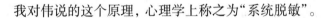

伟听从了我的建议，隔一个星期再去做检查。

咨询中，我继续告诉伟，很多时候是他脑海里不断地构建恐怖图像，已然形成了一种思维惯性，从而本能地挣扎，结果越挣扎越顽固，就成了恶性循环。想打破恶性循环，就要让那些恐怖图像自生自灭，虽然难以一下子做到，但理应尝试着去做。而不是一出现恐怖图像，就立马去求助于镇静药。

一个星期后，伟再次找到我，开口便说："我完蛋了。"

我有点纳闷："怎么完蛋了？你不是去检查了吗？"

伟："检查了是安心了，可等我回到车上，发现袖口上有两滴血。这下坏了，我开始使劲地想这两滴血是从哪里来的，就又跑回去问医生，医生说肯定是抽血时没按住渗下来的，要我不要紧张。我就又开始想抽血的时候接触过什么人，会不会是他们的，想来想去好像没有接触到别的人，但心里还是不安心，总是怀疑要是别人的血，而那个人恰恰又是艾滋病毒携带者，那我就完蛋了。"

我："真是一波未平，一波又起，看来'镇静药'也起不到作用了，所以你认为完蛋了。"

伟："是的，这几天啥心思也没有，感觉完全看不到希望了。"

我："别这么说，想必你也不是第一次这样说，可结果是现今你还活得好好的。"

伟："我真不知道该怎么办了？"

我得岔开一下话题："你之前是干什么工作的？"

伟："淘宝网店店主。"

我："一年能赚多少钱？"

伟："别提了，去年倒是赚了一百多万元，今年压根就没有心思赚钱了，今年就算钱掉在地上，要我去捡，我都没心思去捡了。"

　　我相信伟说的是事实。可以想象，倘若伟把应对恐艾症的精力用到工作上，一年赚一百多万元也就不足为奇。

　　我："伟，我问你，你之前有没有边听歌边工作过？或是更早的，在你读书的时候，一边听歌一边做作业？"

　　伟："有啊。"

　　我："那时你并不觉得歌曲会影响到你？"

　　伟："是啊。"

　　我："那是因为你不觉得歌曲是一件坏事。之所以不是一件坏事，是因为你没有过多地去评判他，也就是说，歌曲就是歌曲，听着歌，做着事，反而很惬意。是这样的吗？"

　　伟："是啊。"

　　我："事实上你的恐艾症如同歌曲。虽然你有恐惧艾的念头，但不妨碍你工作。现实看来，之所以妨碍了，是因为你被患恐艾症的念头缠着，然后不自主地去构建恐怖图像，甚至有些时候那些恐怖图像会自动跳出来，然后你就觉得你完蛋了。"

　　伟："是啊，就是这样。"

　　我："歌曲和你患恐艾症的念头之间，唯一的区别就是你给患恐艾症的念头加上了一个不好的评判，你认为念头是不好的，是会给你带来灾难的——你不停地百度让你选择性地关注了负面——哪怕现实已经证实你没有艾滋病，但依然阻止不了你对未来的担心。问题就出在这里。正确的做法是——"我卖了个关子，等着伟问我。

果然，伟很急切地问我："是什么？"

我："任由那些念头在你的脑海里飘来飘去。如同你可以一边听歌一边做事情一样，它干它的，你干你的。"

伟："这似乎很难。"

我："如果你想好的话，这是一条不错的途径。"

伟继续说出了口头禅："那我试试看吧。"

我："你当然应该试试，因为那些念头本是一些虚无缥缈的东西，你这是杞人忧天。"

就这样，我和伟的咨询持续了两个月。伟对于一些正确的认知不再怀疑和摇摆，开始变得坚定起来。

有一天，伟对我说："我现在可以做一些建设性的事情了。"

我："哦，挺好的。你做了什么建设性的事情了？"

伟："我的网店早就该上新货了，之前我一直拖着，觉得没有心思，这几天我去了一家摄影室，把新货都拍了照片铺上去了。"

我笑着说："又打算重新开始捡钱了？"

伟呵呵一笑："是的，虽然还是有点痛苦。"

我："你的痛苦有多少分？如果用 10 分表示度日如年，用 0 分表示没有症状，你觉得你能打多少分？"

伟："3 分吧。"

　　我:"不错啊,你完全可以承受,也应该承受。因为现今社会,每个人差不多都有 3 分痛苦,你想象一下,那些在北上广深工作但又没有房子的年轻人,如果居无定所,房租又贵的话,他们大多都会有 3 分痛苦。"

　　伟:"我认同。"

　　就这样,伟开始慢慢好了起来。伟还在打着"镇静药",不过已经是两周一次去做艾滋病筛查。

　　有一天,伟对我说:"生意又开始有起色了,我之前有恐艾症的时候,也担心生意,虽然这种担心不多,但也会加重我的焦虑。"

　　我:"神经症患者大多有这样一个信念,就是非得等到他们好了,才能够去做一些事情,这是错误的。工作,尤其是建设性的工作,反而能够分散他们的注意力。"

　　伟:"是这样的。"

　　我:"你是通过纠结、痛苦后才明白的,起初你也犯过糊涂,吸取教训,总结经验,以后就不会再犯了。"

　　伟:"好的。"

　　此后,伟的情绪渐渐稳定,"镇静药"于伟而言,已是可有可无的了。伟不再神经质般地去医院做艾滋病筛查了。

接下来，我问了伟这样一个问题："你是担心自己得了艾滋病而怕死？还是有别的原因？"

伟："说真的，我并不怕死。"

有点奇怪的回答。

我："那你怕什么？"

伟："我害怕假如真的得了艾滋病，会没脸见人。我更害怕会失去我所拥有的东西，比如我的老婆、房子、车子、生意。"

我："哦，是这样的啊。据我看，你这样的想法，一方面来源于你的自尊，另一方面来自你有过度的自我保护。"

伟想了想，觉得是这样的，便跟我说起了他的过去："高中时期，我为了超过一次校运会时跑过我的那个同学，此后每天早晨都逼着自己去跑步，很痛苦，但还是这样做了，最终我跑了第一，但没有感受到快乐。这就是源于我过强的自尊心吧。"

我："是的，自尊心太强了也不好。那你接着说一个关于你有很强烈的自我保护的例子吧。"

伟又想了想，跟我举了一个例子："大学期间，我谈了一个女朋友，结果到了最后女朋友跟别人跑了，我痛苦万分，从那以后就很害怕失去……可能更早的还有，比如我小时候就喜欢抓着自己的玩具不放……但我已经明白了——不要过度地去自我保护，过度自我保护就会让我们非得要去担心那些千分之一、万分之一的可能性，从而折腾自己，因为我们无法预测未来会发生什么。"

我:"不错啊。你能理解恐惧背后一些深层次的原因,会让你更加了解自己,同时还会让你坚定践行正确的认知,内心也会变得强大起来。"

伟说:"老师,我已经完全相信你说的是对的了,剩下的只需我去实践,在实践中去巩固你所说的,我相信我能做到。"

从那以后,伟再也没去医院做艾滋病筛查了。

"镇静药"对伟而言,也就成了过去式。

火灾

2013 年，成来到了上海，虽是繁华之地，但要找到合适的工作并不容易，不得已，成随便找了一份销售工作。成不喜欢这份工作，按他的说法纯粹就是混日子，半年后也就辞了职，整日里都在简陋的出租屋里玩网络游戏，日子过得浑浑噩噩。也就在那段时间里，成有了焦虑。

成的隔壁住了一个女孩，简陋的出租屋是用木板隔开的，每晚那个女孩回来后，成都能听到动静。可有一晚，隔壁女孩并没有按时回来，成听了好久依然没有动静。瞬间，成的心里有了一个不好的想法"隔壁女孩是不是出事了?"性别差异让成不敢贸然敲门去确认。瞬间，成的心里又升起另一个想法"倘若她真的出事了，会不会赖上我?"

第二天晚上，隔壁女孩回来了，但"万一那个女孩出事了会不会赖上我"的念头从此就在成的脑海里挥之不去了。恐惧之下，成只好换了一个出租屋。

在新的出租屋里，成同样还是与人合租。这次隔壁住的是一位男性，成稍微安心了些。隔壁租友喜欢晚归，每晚十二点以后才听得见租友的开门声。成也是个夜猫子，在宿舍里玩游戏到晚上十二点，听到开门声后就去洗澡，倒也相安无事。可没多久，某一天这位租友也晚归了，成脑海里的念头又上来了，成又开始担心起来："他是不是出了什么事？要是出事了赖上我怎么办？"从此，成更加恐惧了。

症状直到成找了个女朋友才出现了转机。一来，有人做伴让成安心不少；二来，成在女朋友的鼓励下，淋漓尽致地发挥出了强迫症患者优秀的一面。成不玩游戏了，重新拾起大学里所学的计算机专业，开始没日没夜地看书，公交车上看，走路时也看，只要有灯的地方就看。最终，成被一家从事服务器运维的公司录用了。成很喜欢这份工作，工作也给成带来了还算不错的收入。

风平浪静过了几年，到了 2017 年，成又出现了问题，这次的症状有排山倒海之势，起初成想自己扛，结果越扛症状越严重。成的夫人看不下去了，建议成去接受心理咨询。

成："我老婆对我说，要是我垮了家里怎么办？她叫我去做心理咨询，我这才找到了你。"

我："嗯……听上去你的情况让你老婆觉得有点严重啊，否则你老婆不会说你要是垮了该怎么办？"

成："是啊，最近都不敢洗头了，一洗头就联想到窒息，计算着时间把澡洗完，只能洗四分钟，不然就觉得快要窒息了。"

我："你去医院诊断过没有？做过什么检查没有？"

成："去过，头颅 CT 没问题。医生说我可能有强迫症。"

我:"那你自己觉得了?"

成:"不知道啊。后来看了你的书,好像真是有强迫症。"

我:"除了不敢洗头以外,还有什么症状困扰你吗?"

成:"有。反复洗杯子,我女儿的奶瓶要洗上好几遍才安心,不洗不行,总觉得不干净。"

我:"还有吗?"

成:"还有就是数数,做一件事情,非得数到某个数,比如48,才能停住。"

成就是强迫症。起初他只是强迫思维,后来症状泛化了,就有了强迫行为,如强迫洗奶瓶、强迫数数等。

我:"现在最困扰你的,是洗头这件事?还是其他的?"

成:"还有啊,反复洗奶瓶啊,数数啊……工作也没心思了,越是没心思,还越害怕出错。"

我:"我是说最困扰你的事。事情得一件一件来,越是想急于把所有事情都解决,你反而越会急躁。一件事情解决了,说不定你还会举一反三。"

成:"哦,对,最困扰我的就是洗头。"

我:"你看了我的书,知道点什么了吗?"

成:"知道了一些,就是不去管它,该干什么干什么?"

我："目前你做得到吗?"

成："做不到。"

我："为什么做不到?"

成："这还要说吗? 害怕啊。"听得出成很着急。

我："书上说了'精神交互作用',你拿出来看一下,我对照着跟你解释。"

成拿出《神经症的自我救赎——我的森田疗法之路》一书,翻到了写"精神交互作用"那一页,我对照着给成解释。成理解了一些,说,"某种感觉"就是偶然一天他洗澡时想到了洗头会不会窒息;"注意集中和指向"就是他老是被这个念头纠缠不放;"敏锐起来"是他越是这样被念头纠缠不放,就对洗头这件事情越来越敏感;"注意力进一步固着"是他整日里提心吊胆地想着洗头这件事情;"感觉越发强大起来"成理解就更深刻了,成说他有时候吃饭时呛着都会觉得窒息,肯定就是窒息的感觉越发强烈了。

我："理解得不错。患神经症的人之所以进入精神交互作用,还有一个前提,就是夸大了他的感受。"后来成说,这句话对他的康复至关重要。

成："你的意思是叫我不要去夸大事实,人没那么容易窒息的。"

我："能通过自学进入高端服务器运维公司的人，终究是聪明人，不错，是这样的。你下次洗澡时可以洗头，洗头时闭上眼睛就行了。多洗几次后，看你窒息没有？你肯定不会窒息，但从此你就获得了良好的体验。良好的体验告诉你洗头不会窒息，这事就算过去了。"

成："要是万一窒息了呢？"

我灵机一动，说："把你夫人叫来，我来跟她说。"

成把他夫人叫了过来，我当着成的面，对成的夫人说："如果成窒息了，你就给他做人工呼吸。但只能是四分钟后再进行，也就是说，成，你必须在浴室里待上四分钟，四分钟之内没人管你，别一进去了就想着人工呼吸。你是可以的，因为之前你告诉我你可以洗四分钟的澡。四分钟里，你得把头也洗了，不洗完不能出来。"

成的夫人一听都乐了，成也不好意思地笑了。

成："嗯。那就这样做。"

两天后，成有点欣喜地告诉我："老师，洗头的事情好像解决了。"

我："怎么解决的？"

成："我刚一进浴室打算洗头时，就觉得快不行了，要窒息了。可想着四分钟里没人管我啊，就忍着快速地把头洗了，把澡也洗了。出来时老婆在门外看着我，对我说，虽然洗的快了一点，也没窒息啊，但是洗发水好像还没洗干净。我说，是啊，没窒息啊，明天接着洗。结果第二天也洗了头，还洗干净了一点，也没窒息啊。所以这件事情好像解决了。"

是的。之所以要成的夫人准备给他做人工呼吸，不过是给成以有人托底的心理预期，从而让成能勇于实践。这就是"适度依赖他人的能力"，神经症患者起初需要适度依赖他人，适时借助心理咨询师的帮助也是这个道理。

我："那你明白了什么没有？"

成："好像明白了你书上所说的，大部分症状都是主观感受。"

我："那么现在你回想一下，这次引起你窒息感的起因是什么？"

成："好像是有一次我在办公室里加班，同事都走了，只剩下我一个人。办公室里密密麻麻地布满了各种电脑插座以及电脑线，还有很多稿纸。突然之间我脑海里冒出这样一个念头：稿纸这么多，万一插座漏电发生了火灾，而办公室里只有我一个人，要是赖上我了怎么办？顿时我心里一咯噔，赶忙把稿纸都收拾好随身带了出去，把插座也拔了。从此以后，我每天也就有了带走稿纸的习惯，一定要把稿纸带出办公室。本想着这样可以过去，可有一次我坐在公交车上时，旁边坐了一个老头，看上去一摇一晃的，这下又坏了，联想到之前电视里经常看到的一些讹人的新闻，又开始担心万一这老头儿要是犯了心脏病讹上我了该怎么办？我就更加提心吊胆了。再后来，念头越来越多，以至于走在路上别人瞪我一眼，我都要去确认一下他为什么瞪我？难道是我干坏事了？难道是之前坐我旁边的那个老头心脏病犯了？搞得我越来越痛苦，以至于到了后来，都害怕洗头了。"

以精神分析的观点，强迫症患者多是"雄性受到阉割"，这是弗洛伊德时代的一个专业术语，并非字面意思，意指一个人由于长久恐惧而产生了会被惩罚的心理。

于是，我问了成过去的一些经历。

成说，他在八岁那年丧父，此后邻里欺负他们母子，一天晚上，不知是谁往他家的院子里扔石头子，他和母亲都听到了，成吓得不敢出门。

由此可以推测，成为什么到了陌生城市工作，无着落时晚上会惦记别人的起居，这是他自童年时潜意识里的恐惧一直沿袭至今。我向成解释了这一点。

成反问我："为什么我的姐姐没有强迫症？她没被吓到？"

我说："很有可能你被父亲溺爱，丧父的那一刻，你就有了恐惧。而你姐姐有可能没被溺爱，丧父这个变故对她冲击也就没你那么深刻。"

成想了想，觉得是这样的，随后他又回忆起了一件事。成说："我老家附近有个小商店，在我父亲去世之前，我可以随意地去商店里拿东西，父亲再来付钱，而我姐姐不会。还有就是我很少做家务，而我姐姐需要做家务。由此父亲在的时候给我带来了很多优越感，父亲去世后给我的心理落差很大，可能我姐姐心理的落差没我的大。"

我："过去的事情不会左右人的一辈子，你慢慢恢复'雄性'就可以了，通俗来说就是不要再去害怕一些事情。其实你不去夸大事实，也就不会有那么多害怕了。"

成："嗯。不去夸大，也就少了许多对抗与挣扎，和症状对抗、在症状里挣扎就会让人陷入精神交互作用里面去。"

我："成，你的理解力很不错。"

成听后，不好意思地笑了一笑。

成有了成功洗头的良好体验，之后也慢慢地去减少洗奶瓶的次数，这看似简单，但对强迫症患者而言是一个痛苦的过程。强迫症患者有一种心瘾，非得要做到他所认为的干净为止，有时候还是一种无意识的行为。成从五次开始做起，洗完五次就不洗了，而后四次，再三次，逐步适应，到了最后，成洗奶瓶的时候洗一两次就可以了。经历了这样一个系统脱敏的过程，成此后的生活中少了很多强迫行为。

过程中成之所以能够坚持下来，还是他牢记了"不去夸大"这个认知，成理解为"没必要把不干净想得那么恐怖"。

半年后，成走出了强迫症，他少了很多预期恐怖，症状也几乎没有了。

最后一次咨询时，我调侃成："万一，以后再发生了火灾，你如何得了啊。"

成说："别跟我说万一了，我才不会去夸大我的害怕了。就算发生了，也得等发生了再说吧。"

我笑了起来。

成也笑了起来。

情商

表达你的诉求

"老娘我明天就不干了!"

月说这句话的时候还没老,二十三岁而已,大学毕业参加工作也才两月。透过厚厚的镜片,我依然能看清月那不谙世事的眼神。

听到"老娘"二字时,我脸上露出微微笑意,笑意间流淌着欣赏与肯定,而非嘲笑或讽刺。

我:"唔——为什么了?"

月:"工作中老是被同事欺负,一天到晚都很烦。"

我:"他们怎么欺负你的?"

月:"经常使唤我做这做那,一天到晚都没有空闲。"

我："吃饭都没有时间?"

月："那还不至于。"

我："那你有多忙?"

月："反正很忙。我刚做着这件事，就有人使唤我去做另外一件事，整天跟打仗似的，工作乱成一团糟。我坚持了两月，一番下来已是心力交瘁，晚上睡也睡不好。我把我的情况说给我妈听了，她反而说我矫情，弄得我更加郁闷。"

月大学毕业刚参加工作，从校园走向社会，可能有一个适应阶段，在这个过程中，父母情商高一点，也许能够提供一些帮助。但从月母亲身上，似乎看不到这一点。

我："你只是对工作本身有不满，还是对同事也有看法?"

月："都有。"

我："哪个多一点?"

月想了想，说："我的不满更多的来自同事。"

月："这样说，你本身还是有处理工作的能力。"

月又想了想，说："只要我认真做，还是能完成的。"

问题搞清楚了，月郁闷的源头来自处理人际关系，同事的使唤打乱了月预先设定的工作节奏，就像推倒了第一块多米诺骨牌，随之而来的连锁反应就是月会一直混乱下去，直至心力交瘁。

　　我："你有没有尝试着跟同事沟通，说明你目前可能只能同时处理好一两件事情，虽然最终你需要适应工作本身的变数。"

　　月："没有。"

　　我："我觉得你应该去沟通，这总比你心不甘情不愿地做着事情又在那儿生闷气要好。你是不知道如何沟通？或是担心沟通中不能把握好自己的情绪？"

　　月："嗯。我不知道如何启齿。我有想过去沟通，但又一直在压抑着自己。"

　　是的，压抑会让人心生抑郁。

　　我询问了月过去的情感经历。她有一个非常强势的母亲，从小月就没有话语权。这就很有可能在月的潜意识里留下了畏惧强权——那些资历老的同事在她眼里就是强权——的阴影。同时，月在最原始的充分表达自我的训练方面存在缺失，如月在童年时代一旦哭闹，换来的只是母亲的呵斥。

　　当回忆到月母亲呵斥她的经历时，月说："现在的感觉如同往日，所以，当我内心萌生出想拒绝同事的那一刹那，哪怕他们一个不经意的眼神，都会让我退缩。我也就不知道该怎么说了。"

我："人过去的一些情感经历，是会让那时形成的思维以及行为延续下来的。比如，当压抑成了你的气质后，其结果是现在的你整天闷闷不乐以及疲于应付。你需要做出改变，首先需表达你的诉求，也就是说出来。"

月："可我不知道怎么去说。"

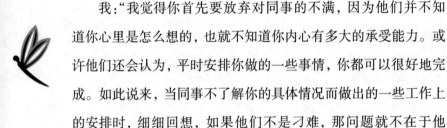

我："我觉得你首先要放弃对同事的不满，因为他们并不知道你心里是怎么想的，也就不知道你内心有多大的承受能力。或许他们还会认为，平时安排你做的一些事情，你都可以很好地完成。如此说来，当同事不了解你的具体情况而做出的一些工作上的安排时，细细回想，如果他们不是刁难，那问题就不在于他们了。"

月点了点头，仔细想了想，喃喃说道："好像也没什么刁难。"

我："既然没有刁难，你就抱以平常的心态和同事们沟通。接下来表达诉求就像是公平交易了，你可以直截了当地说，目前情况下，你能完成什么事情，哪些事情是暂时完不成的。如果你慢慢掌握了工作的节奏，或许就会完成更多，希望他们能够给你一定时间让你去适应工作的节奏。"我顿了顿，接着说："你用坦荡之心和他人沟通，不必去偷奸耍滑，或是钩心斗角，也就无所畏惧了。也就是说，只要你工作本身不偷懒，该怎么做就怎么做。在做的过程中，再慢慢提高你对应激事件或是突然来的任务的处理能力。"

月若有所思，而后"嗯"了一声。

我："月，只要不被你潜意识里残留的视觉图像——也就是情感经历中被所谓的强权粗暴地对待——所操控，你就能表达自如，一如你清澈的眼神。"说完，我笑了笑。

月也笑了笑。"好的，我会去尝试的。"

我："那你这个老娘，明天还接着干工作吗？"

月呵呵一笑："还是要接着干的。如果我不会表达自己的诉求，就可能到哪里也干不好，也会觉得委屈。"

我："这就对了。"

半年后，我回访了月。月在单位已经干得很不错了，工资也从起初的三千多元涨到了五千多元，和同事的关系也处理得比较好了。

缓冲地带（上）

莲是半年后才下定决心接受心理咨询的。起初，莲只是失眠，失眠持续了一段时间，进而感觉头昏，整日里也没了精神，便有了对失眠的恐惧，由此还引发了惊恐。如莲所说，问题越来越严重。

莲还说，大学毕业后的六年里，她已换了四份工作，不是为了人往高处走，而是只要一遇到些让她感到愤愤不平事情便辞职不干了。

最近，莲的丈夫开始创业，也拉上了莲。公司是莲的丈夫以及丈夫的哥哥合伙开的，莲的嫂子也在，一共四人。起初四人相处还算和气。后来莲发现嫂子买了一辆汽车，怀疑嫂子动用了公司的钱，心中陡然不平。莲和丈夫说起这件事，沟通过程中，莲认为丈夫偏袒哥嫂，于是更加愤怒，失眠也随之而来。

莲："我的失眠都是我老公害的。他经常惹我生气，害得我经常和他吵，一生气我就砸杯子，家里面的杯子都被我砸得差不多了。"

我："额……他受得了你？"

莲："受不了也得受。"

我:"唔……你们怎么认识的?"

莲:"是在一个九型人格的论坛里认识的。其实我知道……我应该是很早就有了心理问题……大学时经常看一些心理学的书,因为我那个时候和室友的关系也处理不好……我老公个子不高,可以说很矮吧,也没文凭,只是他那时对我很好,孤独的时候我需要有个人陪我聊聊天,照顾一下我……后来我们就在一起了。"莲一边哭一边说着,话断断续续的。

我:"结婚之前你们有没有闹过矛盾?"

莲:"有啊,多了去了,来来回回地争吵,我数次离开过他,又数次回来了。"

我:"为什么呢?"

莲:"我也说不太清楚——怎么说呢,爱与不爱之间吧——目前我不太想说这件事。"

我:"那你目前想说什么?"

莲:"我想去把她嫂子的车砸了!"

我:"为什么?"

莲有点歇斯底里地说:"凭什么她就要买车?她工作不努力,人又笨,所有的资料(注:内业资料,合同之类的)又都是我做的。她整天游手好闲,打扮得花枝招展给谁看……"

我静静地听着,等着莲把愤怒宣泄完。

我："莲，你愤怒的是她本人？还是她买了车这件事？"

莲想了想，说："买车这件事情，她本人关我什么事。而且我从来没有乱花过钱，我之所以这么在意，是我和我老公现在什么都没有，没有房子，没有车子。我只想帮助他把公司搞起来，多赚些钱，让我们日后能有一个安稳的家。我小时候家里很穷的，受够了亲戚和邻居的白眼。"说着，莲又哭了起来。

哭完，莲又接着说："印象最深的一次，就是大伯欺负我们，把粪泼到了我家房子上，我父亲很软弱，什么也不说。当时我母亲就对我说，莲啊，今后你一定要出人头地……哪怕我之前换了四份工作，真的不是我不努力，而是我实在干不下去了。"

显然，我已知道了莲干不下去的原因，一个极其容易情绪化的人，很难说会有很好的人际关系。

我："嗯。我不否认你是一个很努力的人，只是有些时候你对待他人有点极端，比如之前你跟我说，有个男的稍微撩拨了你一下，你心里明知道他是没有恶意的，但还是把他给拉黑了。"

莲："嗯，我承认。"

我："就拿你刚才所说的事情来说，我觉得问题的关键不在于嫂子买没买车，而是你认为你老公没有站在你这一边。在这件事上，你觉得你和你老公的利益被哥嫂侵占了，所以你才想到要去把车砸了。但事实上，只要把账算清楚，你们得到了应得的那一份，也就没必要去在意别人的生活方式，因为每个人的生活方式都不同，包括对物质的看法。更或许，你老公并不知道你的努力是为了将来的家庭考虑，你也应该把你的本意跟你老公说清楚。"

莲："你的意思是说，我应该和丈夫商量，只要我们没吃亏，也就不用去管他们买了什么，他们爱买什么买什么。"

我："就是这个意思。"

莲："那好吧，我和我老公说说看。"

我："如果你不想你老公夹在中间难做人，算账的时候吃点小亏也没关系。"

莲："好的。"

我和莲约定，两天后再进行下次咨询。

可隔了没一天，莲就和我说她和老公谈崩了。也许是莲并没有把她的需求表达清楚，我很清楚当莲陷入情绪中时，她的表达就会明显缺少框架和主线，从而变得混乱无序。

结果莲一气之下，还是把她嫂子的车砸了。

莲："我一边哭着，一边骑着电单车，连着闯了两个红灯——我已把生死置之度外——就是要把他嫂子的车给砸了。"

我："我不知道你事后有没有想过，如果你那天闯红灯时出了车祸，或许就没有我们今天的谈话了。"

许久，莲都在沉默着。

我："砸了车，你害怕吗?"

莲："不害怕，但他的那家公司我待不下去了。"

我："接下来你打算怎么办?"

莲："不知道。"

我："上次你说你有药师资格证，有家药店打算聘用你去上班。那就去吧，你需要一段时间缓冲，目前而言，眼不见心不烦于你来说是最好的策略。如果你能放下自尊，你理应就你的行为向你老公表示歉意。有时候矛盾的化解，不过是坦诚的一句话而已。"

莲思考良久，说："也许我会这样做的。"

我："我不知道你经历过这样的一次事情后，是否明白了我上一次跟你说的缓冲的意思没有?"上次咨询时，我告诉莲，倘若她想采取极端举动，可以掐一下自己，或是用冷水洗把脸，或是听一首歌、看一场电影，以此分散注意力。

莲："我当时忘了掐自己一下，或是用冷水洗一把脸，完全被愤怒冲昏了头脑。"

我："极端的行为并不能解决问题，无论如何，日后不管用何种办法——可能有比掐自己一下或是洗冷水脸更适合你的——你都得给自己设定一个缓冲地带，这样一来会为自己赢得时间，让自己从一种混乱的非理性状态回归到理性状态。"

莲:"嗯,现在想来确实不应该,我还有点自责。"

我:"过去了就过去了,人都是从失败中慢慢成长起来的,相比自责而言,反省并改进更可取。"

莲听取了我的建议,暂时远离了是非之地——她老公的公司,去了一家药店上班。换个环境对莲很有必要,莲需要在一个新的环境里重新思考和审视自己。同时,新的环境让莲少了很多纷扰,以及由此给莲带来的一些不必要的情绪。

莲在药店上班期间,依然遇到了一些人际关系方面的问题,又有了一些情绪上的波动。这次莲记住了,愤怒来了就掐自己一下。同时,我不断地和莲做着心理疏通,从处理情绪谈起,最后谈到自尊,过程有点艰难,但莲坚持了下来。

半年后,莲干得不错了。莲说:"我还是需要趁着年轻再努力地闯闯,实在闯不出来,起码还有个药师资格证,不用担心找不到工作和生存的问题,以后药师资格证就是我的缓冲地带了。"

我:"挺好的。"

不过,莲最终还是和她老公离婚了。

为此我做过努力,我和莲的老公聊过一次,他不愿意接受心理咨询。甚至有一次,我希望在我和莲咨询时他能来旁听,他依然爽约了。

记得莲的老公对我说，他很爱莲。我不否认这一点，但他爱的角度出了问题。某些时候，男人口口声声说她是他深爱着的女人，不如更多地去理解她们，尤其是对于一些有着心理障碍的女性而言。

当有一天，她们从心理障碍中康复过来后，所展现出的人性的魅力，也许会让很多男性叹为观止。

缓冲地带（下）

在"表达你的诉求"一节中，月克服了心理阻力，表达出了她的诉求，获得了善良同事的认同，所以月能够在公司继续做下去，且还做得不错。但是，在人际关系中，并不是所有的诉求都能够得以满足。

月是幸运的，但近几年令人悲伤的例子也不少，如2017年某知名通讯公司员工的跳楼事件；2018年一位罹患产后抑郁的母亲抱着几个月大的婴儿一同跳楼自杀的新闻冲击着人们的心灵。人们惋惜之余，不禁也会感慨生命的脆弱。可到底是何种驱力，让他们产生了自杀念头且还付诸行动？我更无从知晓，他们从空中坠向地面的那几秒里，是否有过恐惧以及对生的留恋。

通过相关报道，得知那位通讯公司员工，本身是比较优秀的，毕业于某知名大学，有数年工作经验，就算他被当时所在的企业劝退（相关报道说可能是公司内部矛盾的牺牲品），也不妨碍他重新找到一份合适的工作；至于那位产后抑郁的母亲，据报道说其之前有被婆婆辱骂，被丈夫家暴的经历，而她完全可以选择离婚。当她抱上才几个月大的女儿一起跳楼，同时搭上了一个无辜的生命，这也许是基于她自己内心投射出来的某种错误的信念：她认为女儿今后活着，也会是一种痛苦。

　　然而，他们应该这样想：只要活着，问题总会有解决办法的。

　　一个人受到外在的无形压力以及难以平息的内心愤怒，不断累积过后，就会逐渐丧失理性思考的能力。有一点可以推测，上述两个例子，他们之所以采取极端的举动，可能存在着报复的心理：用他们生命的终结，来对他人强加在他们身上的不公，发出绝望的呐喊。除此之外，就是已经厌倦了生命，找不到突破口。

　　突破口在哪里？它就是存在于每个人身上的缓冲地带，如同血压，它并没有固定的值。生理学上认为，人的血压在 90~140 mmHg，都是正常的。当人产生极端的想法时，他的情绪已经偏离正常的轨迹很远很远了，如同收缩压已经达到 160 mmHg，甚至更高。这个时候，就需要把血压降到合适范围以内。高血压患者可以吃降压药，而存在极端情绪的人，则需在恢复理性之前，为自己赢得缓冲时间。我一个非常要好的朋友，曾跟我说，他读博士期间几乎当了三年孙子（不可否认极少数导师有着老板心态)，他就通过打篮球来发泄情绪。结果，他篮球打得越来越好，博士毕业四年后，已经是某大学的副教授了。

　　打篮球，就是我这位朋友的缓冲地带。

　　2018 年，一位有着强烈自杀倾向的女性不断向我述说她所遭受的不公：婚姻由母亲一手操控，小孩七岁大的时候，她选择了离婚，此后孑然一身过了十几年，其间遭受过潜规则，被她拒绝之后她依然深感恶心；孤独深处，她愈发觉得世态炎凉，感觉人生无望，从最初萌生自杀想法的那一刻起，她就不断强化着这个想法。我对她说："如果你死了，你女儿怎么办？你有没有想过她会有多凄凉？你身上所受的苦，难道要让她再承受一遍？"她有点愣住了。从那以后，她逐渐取消了自杀的念头，理性告诉她，如果那样做，未免过于自私。

她所深爱着的女儿，也许就是她的缓冲地带。

最初，我不是用"缓冲地带"一词来给一些存在着极端想法的来访者予以解释，我用的是"灰度"一词。我希望她们理解或是明白，在人世间，并非所有的事情都会以预先设想的形式进行。比如，人在遇到事情之前，也许脑海里就构造出了应该/理应这样的想法，一旦受到不公正对待，就会觉得外界与自己的想法产生了偏离。通俗一点说，就是当诉求得不到满足，现实与预先设想的不一致时，愤怒或是绝望会陡然而生。

更重要的一方面，这个社会本就不是"干净"的，有美好就会有丑陋，有好人就会有坏人。

然而，大多数已经深陷某种极端情绪中的人——更多的是在过往的情感经历中给他们留下了许多"肝肠寸断"的视觉图像——已然固化了某种非黑即白的观点，很难短时间内认同"灰度"一说。如此一来，他们自然会把社会归结为黑暗，而她们自已就如同深处险恶的丛林，焦虑恐惧之余，环视四周，似乎状况并没有改变，进而绝望。

　　如果清晨推开窗户，看到初升的太阳沐浴着丛林，那就去享受它。待到晚上八点，夜幕降临，那就与黑暗同在。当一个人还没有完全建立起足够的自我力量时，他所拥有的协调性就是生存的法宝。那位某知名通讯公司的员工，在跳楼之前，也曾有过试图和家人一起愉快地玩耍，借此来调整一下情绪；那位产后抑郁的母亲，我深信，夜深人静时，她望着熟睡中的女儿，绝望之余的脸上，也会露出一丝微微的笑意。只是，他们的这种缓冲，太过于短暂，且无法持续。更重要的，他们不能理解之前的愉快和笑意，才是真正属于他们的生活。

　　一个人所拥有的缓冲地带越多，处理事情就会越有弹性。一个有弹性的人，对于应激事件的处理边界就会越来越宽。如此一来，生活中一些刺激事件，如同突然朝他打来的拳头，他就能很轻松灵活地转身躲开。这种情绪上的调整，类似于中国传统武术太极拳，以柔克刚，或是柔中带刚。

　　我所理解的以柔克刚，就是我自重庆读书时就已形成的一句经典国骂"去×××"。当我遇到一些愤愤难平、暂时又解决不了的事情时，就会在心中骂一句，而后走人。接下来该吃吃，该喝喝，该玩玩，生活也还蛮惬意。

　　我所理解的柔中带刚，就是吃过喝过玩过之余，又开始冷静地思考事情该怎么处理。这样一来，就会恢复到努力工作的状态之中，并基于当下自身的能力，确定一个合理的目标。

　　我几乎会在合适的时机，基于每一位来访者自身的经历，向他们解释缓冲地带一词。如果他们得以理解并践行，毫无疑问，他们的精神世界将会变得更加圆润。

　　缓冲地带，在心理学上被称为"自我协调性"。

如何提高情商

一位来访者曾这样问他就诊的医生:"为什么面临同样的问题,有的人就会患神经症,而有的人却不会?"

医生回答他说:"这与一个人的性格基础有关。"

去原生家庭里面寻找问题根源,这种做法的源头是经典的精神分析学派,代表人物就是弗洛伊德。经典的精神分析认为,一个人的原生家庭,对其后来的成长有着至关重要的影响。我所接触的神经症患者,大多数有着不幸的童年。他们的不幸多半源于遭受过父母粗暴对待,如被父母贬低、被父母约束和控制、被试图按照父母的意志去成长,等等。这就使得他们的情感经历中有了太多的自卑、恐惧、懦弱、谨小慎微,以及压抑,由此形成了他们的性格基础。

也有例外。一位在三十一岁时身患焦虑症的女士,被问及她的童年经历以及原生家庭时,她回答说很好。她的童年过得很幸福,家庭和睦,父母对她也很好。而她之所以患上焦虑症,是婚后与婆婆的关系处理不好。显然这和原生家庭没有任何关系。朱迪斯·哈里斯用《教养的迷失》一书回答了一个问题:父母对孩子的人格发展有长久的影响吗?答案是没有。排除遗传因素,父母对孩子的影响其实很小，而真正有影响力的，是儿童接触到的同辈群体以及他们家庭以外的经验影响。一个人在社会成长环境中学得了什么，才会对其有着深远的影响。

"原生家庭"之所以盛为流行，是现代人存在子女教育方面的焦虑。完美的原生家庭从来没有，原生家庭也不具备百分百决定孩子未来的能力。成年人不要总是将自己的问题推给父母，神经症患者也是如此。解决神经症，还得靠自己。我曾经在患神经症期间也埋怨过小时候父亲粗暴地对待我，现今依然历历在目，但最终让我走向康复的，是我认真阅读了森田正马博士所著的《神经衰弱和强迫观念的根治法》一书，并加以实践。回想我的人生，坦白地说，我自童年时代由于原生家庭而形成的急躁性格，直至我三十四岁那年才得以改变。我之所以能够改变，一方面是通过反省，深刻认识到急躁的性格给我带来了诸多不利，不能再这样下去了；另一方面，是我患神经症期间看了一些书，书中列举了一些优秀的人，正确的认知和榜样的力量，加上一个时间维度，最终促使我发生了改变。这跟我的父母没有任何关系，而是我通过社会经验影响而获得的成长。

提高情商，意味着需要改善基础性格中不利于自身发展的那一面。社会经验告诉你悲观不好——如果你相信——那就尝试着乐观起来，神经症患者就是需要改变负性思维；社会经验告诉你不要太在意他人的看法——如果你相信——那就脸皮厚一点，不要去攻击自身，总是自责做得不够好；社会经验告诉你成大事者不纠结——如果你相信——那就放弃纠结，勇敢地选择一个方向走下去就可以了。绝大多数彻底康复的神经症患者，他们的基础性格都多多少少发生了变化，他们看问题变得更理性、更乐观，遇事更能体现出协调性。这种变化，有时候令他们自己也会觉得诧异。

神经症患者在追求改变方面不必做到永无止境，否则又会陷入完美主义的怪圈。有些基础性格是很难做到彻底改变的，一个负面到骨子里的人，也许他遇到事情的第一反应（潜意识层面）就是负面的，如果短时间内他的第二反应（意识层面）能够理性（积极）对待，他就能获得矫正。也许这才是最适合他的。

"境"在哪里？我经常给神经症患者解释精神分析的一个术语——"升华"。一个人具有的幽默能力，可以被认为是一种升华。心理学上的幽默有别于日常的风趣搞笑，意指"自嘲""轻描淡写""苦中作乐"的能力。

幽默感（特别是自嘲的能力）很久以来一直被视作精神健康的核心要素。如果原先习惯缄默或恼怒的患者表现出幽默，常常意味着内心出现了显著的变化。这个时候，他的情商就已经很不错了。

梦境

海豚

初三那年，突然有一天，米冲出了教室，而后就病了。

起因是米那年喜欢上了班里的一个男孩，那个男孩也喜欢她。这事不知怎么就被老师发现了，还通知了双方家长，青涩的爱情在家长简单而粗暴的干预下草草收场。理应有更好的结局，高明的导演总会拿捏人性，倘若老师告诉米和她喜欢的那个男孩："出于生理自然规律，你们在小荷才露尖尖角时，初尝一下人世间爱情也是一件挺美好的事，老师会替你们保密，只是希望你们暂时把这份纯真的爱情埋藏在心里，而先以学业为重。"也许就不会有米后来的生病了。

通知家长后的第二天，男孩就疏远米了。没有任何理由，米也没问。这样的结局不免让人感到悲伤，就像一个小孩倾注了所有，最后换来的却是同伴的爱答不理，内心无疑是失落的。恰好此时，班里传开了一些流言蜚语，米终于受不了了，冲出了教室。随即，米被专科医生诊断为抑郁症，她为此休学了一年，又与药物相伴了近十年。

后来，在朋友的介绍下，米认识了一个男朋友，这一年她二十五岁。

米大学毕业后，在一所小学当老师，而她的男朋友是在读博士。恋爱期间，米再次出现了惊恐。在一位与我熟知的咨询师推荐下，米找到了我。

我："和他交往让你感受到了压力？"

米："是的。"

我："能具体说一下吗？"

米："我不确定他是否爱我。我们不在同一个城市，我在××市，他在×××市。周末他会过来找我，也会给我带一些礼物，但两人就平常聊天，而后他就走了。有一次我去了他那边，他的一帮同学也在，他也没有过多地介绍我，这不免让我觉得我不过是他的一个选择对象而已，而他并不是真正地想和我谈恋爱……我谈不上喜欢他，也谈不上不喜欢他。这么多年来，我已把自己尘封起来，如今他对于我而言，只是让我再次涉足了爱情……但这种感觉并不好，两个多月前，我看到他送给我的礼物，就会心生恐惧，也就是从那个时候起，我开始惊恐了。"

我："你是对爱情有了恐惧，还是潜意识里对爱情不太抱希望了？"

米："或许我还有自卑。"

我："嗯，也许。"

米："我该怎么办？"

我："这个问题我暂时还不好回答你。我想问一下，十余年来，你还想起过那个初中时的男孩吗？"

米："想起过，大多出现在梦里。"

我："梦里是什么样的情形？"

米："梦里，他骑着自行车，载着我，一直在小路上骑行，我也说不出那条小路到底在哪里——我搂着他的腰，把脸颊贴在他的后背，让旅途的风吹过脸颊，小路到达梦的尽头了，我也就醒了——我依然不相信他会不理我了。"

我："后来，你们还有见面吗？"

米："有过，是六年还是七年后了。那是无意中的一天，天空下着雨，我打着伞从火车站出来，一眼就看到了他。他也打着一把伞，站在雨中，只不过伞里还站着另外一个女生。我既没有激动，又没有愤怒，心也未下雨，只是默默地看着他们上了火车。

而我却下了火车。从那以后,我和他天涯陌路,梦里,也就没有出现过他了。"

我:"嗯。可以理解。"

米:"从此,我的梦里清净了许多,就像我远远地跑去海南读大学也是为了找寻一份清净。"

我突然想起了《红楼梦》里的妙玉,一丝伤感涌上心头,却说不出来,我只是"嗯"了一声。

米:"其实,我很想知道男女之间的爱情到底是什么样的?"

我:"为此,你做过一些什么呢?"

米:"看书啊,说实话也没看多少书,大多装装样子。大学里也看 A 片,看了很多很多,最后看到没有感觉,麻木了。"

我:"可以理解,那不是你所想要的。不过——呃——我想知道的是,看完 A 片,或是之前,你有没有做过有关于性的梦,梦里又是和谁在一起?"

米脱口而出:"和海豚耶!"听得出米的话里有点不好意思,"耶"字被拖得很长。

和海豚?

着实有点让人不解。

我纳闷了一会,才说:"没有具体的人吗? 比如你初中时的那个男孩，或是你现在的男朋友？"

米不假思索，说道："没有。"

我："做这个梦之前，你有没有看过有关人与海豚的书籍或是电影？"

米："也没有耶！"

"耶"字依然被拖得很长。

我便不再问米，结束了和米的这次谈话。

我独坐书房，回味着我和米的谈话，思索了好一会儿，脑海里大概有了以下推测。

（1）米依然有着一颗童话世界般的少女心。

（2）米的梦里，出现了海豚，却没有出现人物，很有可能她内心还是孤独的。

（3）海豚是一种聪明的动物，米是否认为现实中没有人能懂她，从而寄情于海豚，希望海豚能够懂她的心。

（4）米可能存在着理想化的爱情。

（5）米想主导爱情的剧情发展，因为海豚是听从人类召唤的。

（6）米想在一种不设防的前提下，开展一段亲密关系，因为海豚是不会伤害人类的。如此说来，米有很强的自我保护意识，害怕自己再次受到伤害。

（7）米生活的空间虽狭小，但她内心很宽广，因为海豚是生活在海洋中的，海洋也广阔无垠。

我暂时想不出其他的了，需要在以后和米的谈话中，去逐一印证。

此后，我和米还有数次谈话。

谈话中，米常说她看上去比实际年龄小了七八岁，事实也是如此，米看上去就像个高中生，一脸清纯，这印证了第（1）点。

米说，她的社交圈很窄，几乎没什么异性朋友，这印证了第（2）点。

米不善于表达，很难直截了当地说出她的爱与不爱，但米希望别人能够领会她那眉目间的难以用语言表达的情意，这印证了第（3）点。

米还告诉我，现今还是处女身，于是也希望她未来的老公也还是个处男，这印证了第（4）点。

米有想过成为爱情剧本中的主角，但似乎又无能为力，这印证了第（5）点。

除此之外，米还告诉我，很多跟她交往的男性，只是垂涎她的美貌，这印证了第（6）点。

而第（7）点，米似乎没有，她安于生活在一个三四线城市。或许这只是米暂时的一种心态，但随遇而安也是人生的一种选择。

　　详细地听完米的讲述，我无限感慨，对米说："倘若有这么一个男的，对你说上这么一句'哪怕全世界都抛弃了你，我依然会对你不离不弃。'只要他不是个花心大萝卜，那你，就随了他吧。"

　　米听后，哈哈大笑。

　　我："为了找到这样一个人，你不一定非得在意他是不是处男；爱情也并不是单方面能主导的；现实中的爱情绝非童话世界，如同无须每天的天空中有流星划过，又或是恋爱的草地旁杨柳依依，不远处水波粼粼。更多的，你要去接触社会，去接触一些不曾带给你压力、不让你感到恐惧的人。也就是说，适合自己的，就是最好的。当然，你也不必便宜地把自己给卖了，因为你还未廉价到那个份上。"说完，我也笑了。

　　米听了，依然哈哈大笑。

　　而后，米说："嗯。我似乎明白了。"

　　就这样，米和我继续咨询着，也在修通着她的过去。渐渐地，米不那么恐惧了，笑容也多了起来。

　　时间流逝了一年。

　　有一天，米给我的一条朋友圈点了赞，我看到了，和她聊了几句。

我:"米,最近过得还好?"

米:"还好,没什么恐惧了,药也基本上不吃了。"

我:"不错啊。爱情方面呢?"

米:"我和那个博士分了,分了就分了,也没什么的。"

"那么,"我说,又笑着问道:"这一年里,你有没有遇到和你说那句话的人?"

米:"还没有。"

我依旧笑着说:"那你多去接触吧,去展现你的魅力吧,你完全可以这样做的。"

米发来一个嫣然一笑的表情。

"谢谢你,我会的。"而后米说道。

拐角处

好多年里，容一直做着同样一个梦。

梦里，她始终站在一个拐角处等着他。

梦是从容去了一趟法国后开始的。起初容忙于公事，法国之行一路波澜不惊。有一天，容和一位一同出差的同事单独而行，故事就开始了。

容今年五十岁，基于现代知识女性的优雅及保养程度，看上去她只有四十来岁。不过，年龄并不是我想表达的，我想表达的是，一如我之前说的，不管处于何种年龄阶段的女性，都怀有一颗少女心——这很大可能源自她们未曾轻盈走过的青春所给她们留下的遗憾。

与容同行的男同事，容很早就和他在一个微信工作群上认识了，只是他的工作地点在北京，和容不在同一个城市，所以两人未曾谋面。男同事今年也五十来岁，听容说，他是一个沉稳而又有知识内涵的人。

那天，工作之余，容和一群同事漫步在巴黎街头，走着走着，就剩下了她和他。二人边欣赏街景，边说着话，话里多是工作上的一些事情。

容：“虽然谈的是工作上的一些事，但是我觉得和他走在一起，心里有一种踏实的感觉。”

我笑着说：“嗯。倘若时光倒退三十年，我相信你的这种感觉更强烈。”

容抿嘴一笑，笑里带着一丝惆怅。

见状，我补充道：“有一种很安全的感觉。”

容：“是这样的。”

我：“那么，请你接着说。”

容：“走着走着，天色就暗了下来，巴黎的街头有点冷，我穿着外套还是有点冷，便用手紧了紧外套。他看到了，问我，是不是有点冷？我说是的。他说，要不就往回走吧。虽然我心里还是希望继续和他走下去，但嘴上却说，好啊。两人便往回走，走了一小段路后，我心里的寒意在加重，便又用手紧了紧身上的外套。他再次看到了。这一次，他把外套脱下来披在我肩上，他的手碰到了我的肩头，刹那间，我的心里有一股触电般的悸动。我似乎萌生了一个念头，他是不是喜欢上了我？还是我已经喜欢上了他？”说到这里，容顿了顿。

我没有说话。脑海里浮现出这样一幅画面：天空飘落着雪花，一片雪花落到了一根琴弦上，雪花无意识地拨动了那根琴弦，却让所有人都有意识地听着。

拉回思绪，我对容说："嗯，你接着说。"

容："我感觉他把我搂了一下，但似乎又没有。那一刻我脑子有点蒙了，记不起来了，我只能是感觉。"

我："而你，有没有把肩膀往他身上靠？"

容："我当时蒙了，什么都不知道了。如果事后回想，我很愿意，但不知道自己敢不敢。"

"挺有趣的一件事。"我说。

"不能说有趣吧，也许一直以来我都在这么挣扎着。"容黯然说道。

"哦。"我说。

接着，我和容好一阵沉默，似乎都在静静地听着雪花落地之音。

许久，我先开口说话了："原谅我的冒昧，你是不是婚姻不幸福？"

容："很早就不幸福了。"

我："呃——也许说出来，会勾起你的伤心往事，这就好比跑步时不小心蹭破了一块皮，需要涂抹点紫药水，涂上紫药水的那一刻，会有点痛，却是为了消毒……”

容打断了我："谢谢你，你无须这么照顾我。我不怕说出来。在找你之前，我已在当地一所医院接受了近五年的心理咨询。更早的，我向一位女性咨询师咨询过三年，所以该说的，不该说的，我都晓得了。"

我："那最好不过了。"

容开始说了，我静静地听着。

容是从很早的时候开始说起的："我的父母都是大学教授，在我很小的时候他们就感情不和了，我十二岁那年，他们最终还是离婚了。我选择跟了母亲，大我八岁的哥哥跟了父亲。母亲对我很好，但不知道怎么去照顾我的情感……初中时，我就有点孤独了。到了高中，我的孤独感就更加强烈了，记忆最深刻的是，我总是一个人坐在中学旁边的一个小山丘上，远远地看着操场上的同学在那里玩……到了大学，我还是经常会哭，也不知道什么原因地哭。有一天我哥哥见了，对我说，我估计你还要哭上八年，我对这句话印象非常深刻……后来，我母亲终于发现我有点不对劲了，便找到了她所在大学的一位心理学老师，帮我疏导。疏导后，我好了一点，也就不哭了，渐渐地也与人交往了。直到有一天，我妈妈的一个学生来到了我家里，就又开始了我人生的转折点。"说到这里，容有点黯然了。

我没有说话，雪花已消失，只是等着容接着说。

过了一会，容接着说了："我妈妈的那个学生是一个很会哄女孩子的人，见了我，就开始约我，后来我也就喜欢上了他，再后来也就稀里糊涂地和他发生了关系。然而，到了最后，我才知道他爱的并不是我，他已经有了一个女朋友，她在外地。后来，他对我说，其实他喜欢的是她。"说到这里，容哭了，也许她之前已哭过很多次了。

我安慰容："没事的，容。这些事情，你有跟之前的咨询师，或是那位医院里的医生说过吗？"

容："说过一点，但没有说得这么详细。"

我："哦，为什么呢？"

容："因为通过之前和你的几次咨询，让我觉得你是非常值得信任的人。"

我："谢谢你的信任。那么，你接着说。"

容："从一开始，他就给我留下了很多感觉，尤其是在我孤独的时候。但是他也给我带来了很多伤害，精神上的，身体上的，你懂的。我很恨他，但又不只是恨，应该还有爱，他当初带着我一起玩，我应该是挺开心挺快乐的。"说完，容又哽咽了一会。

我："嗯。"

容："所以，这么多年来，我一直都在对比着这种感觉。"

然而，以天为鉴，有对比，注定就会有落差。容在她早年的心里，也许就已经内化了一个男人的形象，虽然这个男人给她带来了伤害，但也给她带来了快乐。

接下来很长的一段时间里，容试图忘记伤害，只是想去找寻纯粹而又快乐的记忆。于是，她把脑海里内化了的那个男人的形象，不断地向外界投射，进行对比。

对比过程中，容往昔存留下来的情愫——源于初恋时的感觉——会更加强烈。如此说来，不管对方的言行是有意还是无意——如同那位和她巴黎之行的同事——在容这里都是"听者有心"。

我："这可能会造成你婚姻的不幸福。"

容："是的。后来也就想随便找个人结婚算了，我有点怕了，还不自信了。结果结婚没两年，两人就有了矛盾。"

我："冒昧地问一句，你婚后有没有出轨过？"

容："有过啊，很多次。"

听上去，容是随口而出，但她并不是一个随便的人，而是如前所说，容不过是在找寻一种感觉而已。就像有的人享受的是美食，而有的人，享受的是吃美食时的意境。更具体说来，有的人享受的是正在进行时的激情，而有的人，享受的却是激情之前内心的悸动。

好看的皮囊千篇一律，有趣的灵魂万里挑一，大概就是这个意思。

我："那些，有给你带来伤害吗？"

她："有啊，为此我还住过院，不是身体上的，而是精神上的……"此处，我和容有过很长的谈话，但我想省略掉，因为她应该会是本书的读者，虽然外人并不知道容是谁，"容"只是一个代号，也许人群中，很多的她，和"容"的故事有雷同之处，但我依然不希望容被完全地暴露。甚至我觉得用"出轨"一词来形容容的情感经历都是不恰当的，容不过是一直以来试图找寻她的真爱，用以填补她曾经逝去的精神家园，仅此而已。

我："再后来，就是你到了巴黎，遇见了他，从那以后，他又替代了过往的那些人，开始频繁地出现在你梦里。"

容："是这样的。"

我："你能跟我说说梦里的情况吗？"

容:"梦里没有卿卿我我、搂搂抱抱的情节——都没有。我只是站在一个角落里,打量着他。他在主道上走着,我仔细地打量着他,也许心里有所期待,期待着他能从主路上拐向我所在的那个角落。倘若他看见了我,也许我会故作惊讶,说,这么巧,怎么在这里遇见你了? 也许我还期待他会抱抱我,梦里我就能够勇敢地把肩膀往他身上靠。但每一次的梦里,我都未曾如愿,或许是我不想让自己如愿,因为这样一来,剧情的发展就会超出我所能掌控的了,你懂的,我和他都结婚了……之前的数次出轨,我都没有好的结局。既然这样,我就让他一次一次地在梦里出现,让自己待在一个拐角处,守望着他,期待着他能拐向我所在的角落里。"

啊! 这是我迄今为止所听过的最有意境的梦了。

感叹之余,我想,为什么梦里,容不把自己置身于和他相向而行的主路上? 这样一来,每次的梦里,两人就会有交集。她是害怕? 是不够自信? 还是她的心理年龄依旧停留在十六岁的花季? 暂时无从得知。

知识女性的精神世界,超出了一般人的复杂。

我:"梦里的你,是失落多一些,还是开心多一些?"

容想了想，说："开心多一些。"

我："挺好的，多少也是一种精神上的慰藉。我听过许多来访者跟我说过他们的梦，倘若梦里，开心大过于失落，这样的梦继续做下去也无妨——终归会有梦醒的那一天，只是梦醒的那一天，希望你有的是释然，而没了失落。"

容："那我的梦何时会醒？"

我："你在现实中找寻到快乐，梦自然就醒了。为了能够让你在现实中找到快乐，那么我俩一起合作，把现实中的、理想中的问题，一点一点解决掉。"

容："好的，我愿意配合。"

我首先想解决的是容母亲的那个学生，这是容这么多年来情感的原点。在此之前，得先缓解容长时间紧张、焦虑，以及孤独而引起的一些躯体症状——容有功能性消化不良。

渐渐地，容恢复了自信，也许我总能从女性身上找到最契合她们的闪光点，而后加以肯定，以此期许她们认识到：原来她们是有优点的，只是过去，总是拿着自己的缺点和别人的优点对比。

突然有一天，容对我说："我想去见见我妈妈的那个学生了。"

我：“想见就见吧，我觉得也是时候了。”

容：“可这么多年没联系了。”

我：“你还有他的联系方式吗?”

容：“有的。”

我：“没关系，电话我可以帮你来打。只是见的时候，你想说什么呢?”

容：“我想说，你看，当时你没有选择我，是不是也是你的错哦。”

我笑着说：“挺好，虽然这句话有点晚了，但这本应属于那时的你，而那时的你并没有你当初想象的那么差。”

容笑了。

第二天，容给了我一个电话。我拨了过去，电话那头传来了一个男人的声音。我对电话那头说：“有一个你多年未曾谋面的人，想见你一下。”说完，我不再多说，把容的电话号码给了他，挂了电话。

几天后，容和他见面了。容告诉我，她想象中的他已经变样子了，看上去有点苍老。容还说，时代在进步，而他似乎没有进步，话里已经找不到往昔的那种感觉了。

我："那你有没有跟他说,当初没选择你是他的错了?"

容："没说。"

我："也挺好。我觉得感情这东西,本就没有对错,有的只是适合不适合。我们不应该为曾经失去的而再次失去,也不应该为当初的竞争失败(他最后没有选择容)而否定甚至惩罚自己。如果你见到的他,依然充满男性魅力,那你就欣赏他,祝福他——他注定已是别人的老公;如果你见到的他,和你心里所想的他有落差,不妨这样想,那我就记住过去的他吧,忘掉恨,留住曾经的那份美好吧,不再去对比什么了。"

容："嗯。经历了这么多,我已经明白一些了。往后,我们就谈如何去定义我之后的人生吧。"

我："听上去这个主意不错哦。"

容又笑了。

从那以后,容也就没了她站在拐角处的那个梦了。

羊皮纸

林起初是一个很内敛的来访者，每次咨询时我会问他："有什么要跟我说的吗？"

大多时候，林都回答说："没，没什么。"

林今年十九岁，一年半前，他从高三课堂里跑了出来。林跑出来三个月后，林的母亲（芳）也崩溃了，儿子眼下的情形让她有了深深的自责和悔恨——芳认为儿子的现状与她过往的教育不无关系。

最先接受咨询的是芳，那时她已完全不知道如何疏导自己，她被自责以及挫败感折磨得不成人样，甚至有了轻生的念头。或许是我那句关键的话点醒了她："芳女士，你得勇敢一点，也许只有你好了，你儿子才会好的。"这句话唤醒了芳原始的母爱，芳有了勇气，振作起精神来，在药物和心理咨询的双重帮助下，慢慢缓了过来。

芳："王老师，我家小林在学业上自个把自个儿逼惨了，喘不过气来，就跑出来了。我自个没什么事了，就算有事儿也不要紧了，关键是你能不能帮帮我儿子，他太可怜了。"说完，芳又痛哭了起来。

我安慰道:"没事的,芳女士,都会好起来的。"

其实,我说这话时心里也没底,一般而言,来访者若不是主动求助,咨询起来会有点麻烦,麻烦来自来访者的阻抗——大多时候他们都还很迷茫,没准备好要说什么,也不知道要解决什么,又能否得以解决。

芳最终说动了林接受心理咨询,我和林就有了第一次谈话。

起初两人沉默了好一会儿,我等着林开口说话,许久他都没有开口。

我:"林,你有什么要跟我说的吗?"

林:"没,没什么。"

我:"听你母亲说,你半年前从学校里跑出来了,那个时候你遇到什么困难了吗?"

"哦——哦——哦——"小林"哦"了三下,接着胃里一阵反嗝,是由于精神紧张而引起的,"哎——哎——哎呀——我受不了了,就跑出来了。"

我:"嗯,我能理解,到了高三,大多数学生在学业上都会有压力。你能具体跟我说说你那时的压力吗?"

林:"不,不想说了,我只想歇会儿——歇会儿——就想歇会儿。"

我深深感受到这孩子自己把自己给打败了。

我："没关系的，人累了就得歇会。"

林："哦。"

我："嗯！是这样的。"再次肯定。

林："哦，知道了。"

我："嗯。小林，某种程度上来说，你是聪明的，知道受不了了就跑出来了。"

林："哦，好像是的。"

接下来我不知道该说什么了。

我很想去催眠林，进而了解到他内心深处的真实想法，可我不擅长催眠，除此之外，林配不配合还是一回事。换作以往，我可能会安慰林几句，而后对芳女士说："可能林目前还不适合咨询，让他歇会吧，等他准备好了，我和他再开始。"但又不忍心，芳有点把我当成了救命稻草，哪怕我只是和林聊天——就算聊不出什么——于她的抑郁情绪而言都是一种慰藉。

我从芳那里侧面了解了林的一些情况，如林的朋友以及他感兴趣的一些事。我打算换个角度，以此来打开他的话题。

效果还行，聊到了林美术方面的兴趣点，他打开了话匣子。

林："我小学五年级时就开始画漫画，画了两本，至今还保存着。那时我自封为董事长，封我的一位同学为总经理，日后两人打算开个漫画公司。那时我还看了一本当地的县志，然后我就一个人骑着自行车，按图索骥去考古……到了初中，我过得也不错，当上了班里的团支书，一大帮同学都围着我，见面了都叫我林哥……小时候我字也写得挺好，歌唱得也不错，班主任老师也经常表扬……"

一旦打开了话匣子，林就来了精神，口若悬河，思路清晰，而且语言极富表达力，和之前相比简直判若两人。林还说到了他幼儿园时的一段往事：一天午睡，他看到一个小女孩长得挺漂亮，就上去亲了一口，末了感觉不错，又对那小女孩说"再来一下"，便又亲了她一口。

我一边听着，心里一边开心地笑着，心想，人哪怕在最痛苦的时候，能转过弯来想想开心的事情都是好的，这种协调能力，恰恰体现出了一个人情商的高低。只是话里，我依稀感觉到林有点以此缅怀他的辉煌岁月，片刻陶醉过后，他很可能会再次出现无力感。

我："林，听了你的讲述，我都挺开心的。这么说来，幼儿园，小学，初中，高中，哪个阶段你感觉最开心？"

林想了想，说道："初中吧。"

我："能说说理由吗？"

小林说："感觉那时候很自在的，我又当上了团支书，感觉也挺好的。"

是的，生活自在，自尊得到部分满足，让初中时的林觉得很开心。

　　我:"那么到了高中,你怎么突然不开心了?"

　　林:"哦——哦——我暂时还不想说。"

　　我:"没关系的。"

　　接下来的数次咨询,我和林的话题围绕着他的外围展开,我有点小心翼翼,说实话我有点紧张,担心哪句话说得不对,不小心触碰到了某个点,会刺激到他。南希·麦克威廉斯曾说过,咨询师若把自己奉若神明,无异于拉开了坠向地狱的序幕。我深知这种小心翼翼是多余的,但还是这样做了。我心里很希望林能康复,虽然这不是我单方面能掌控的。

　　庆幸的是,适度的谨小慎微,我和林慢慢建立起了一种信任关系。

　　于是有一天,我问林:"林,你最近有做过什么梦吗?"我很想知道林潜意识里的真实想法,期待他能说出来。

　　之前我接受过这样一位来访者的咨询,咨询中他说自己不在乎金钱,也不在乎女人,更不在乎工作,看上去无欲无求。可当我问到他之前的经历,他说他曾被催眠过,醒来后催眠师告诉他,他半睡半醒间说了三个主题:金钱,女人,工作。

　　隐匿,会让人口是心非。

林："有。"

我："你还记得吗?"

林："大概记得。"

我："不妨说出来。"

林："哦——好的。"林停顿了一会,接着说道:"梦里,我骑着一辆自行车,自行车是灰白的,梦也是灰白的……哦——是这样的——我一个人骑着自行车,也不知道要去哪里,这个时候路边开来一辆小汽车,车子是五颜六色的,很漂亮的颜色——而我的自行车是灰白的。车里坐着三个人,两个大人和一个小女孩,车子的后备厢里好像也放了一辆自行车,自行车也是五颜六色的。他们开车到了我前面,我也没追上他们,不过到了终点又在一起了,他们仨儿没开车子了,骑着一辆自行车过了终点,我也过了终点……终点处的地上有一张羊皮纸,羊皮纸上画着一个人,有点像我妈——哦——对,就是她……好像还有我,我和她被画在了一张羊皮纸上,羊皮纸有点破旧,看上去像是古代的纸。有点恐怖——哦,对……"

接着林胃里一阵反嗝,他又有点紧张了,不过还是接着说完了:"对……有点恐怖,我赶紧骑着自行车,压过了那张羊皮纸。没了,梦就到这里了。"

我一边听着,一边快速地记录着。林话说完时,我也差不多记录完了，我想给他解释点什么，但还没有想清楚，便对林说："嗯，说得挺好的。希望你以后的梦里要多点色彩，少点恐怖，那样就好了。"

林："哦——是的。王老师，你问我梦是什么意思？"

我："因为想知道你潜意识里是怎么想的。顾名思义，潜意识就是潜藏在心里的意识，往往不是很清晰，但却代表了某种诉求，有时候还能左右一个人的想法和行为。"我尽量解释得具体一点，之前林说，他是从我这里才得知焦虑是怎么一回事，可见当下的基础教育，在基本的心理学知识普及方面存在着不少缺失，这很不应该。

林："哦，好的。"

咨询结束后，我思考起林说的梦，有了以下推测：

（1）林曾告诉我，他有一辆不错的自行车，所以梦见骑自行车不足为奇。梦是灰白的，应该是他目前过得并不好，生活缺乏乐趣以及内心存在压抑。

（2）"开来一辆小汽车，车子是五颜六色的……车子的后备厢里好像放了一辆自行车，自行车也是五颜六色的"。五颜六色的汽车和自行车与林灰白的自行车、灰白的梦有着强烈的色彩对比。是羡慕？是向往？还是由于落差而引起的失落？暂时不得而知，需要日后去印证。

（3）车子里坐了三个人，而他是一个人骑着自行车。这使我想到，林一家也是三口人，某种程度上来说，他可能是孤独的，或是不被理解的。

（4）他们一起开车走在前面，而他一个人骑着自行车走在后面，也许林把自己看成了是掉队的那一个。

（5）不过，到了终点又在一起了。很可能说明林内心深处希望追上去，林有着不服输的性格。或许林还认为，目前自己只是暂时地被打败了，只是过程中没有追赶的细节，也许他还不知道如何追赶。

（6）"终点处的地上有一张羊皮纸"。为此我查阅过羊皮纸的资料，古代的羊皮纸就是用羊皮做成。梦里能想到羊皮纸的，多少有点艺术细胞以及喜欢艺术或考古，林小学时的经历说明了这一点。

（7）羊皮纸上画着他母亲和他。不禁想问，林父亲去了哪里？林是把父亲忽视了？还是不想提及他父亲？这一点可能很重要。

（8）羊皮纸上的画有点恐怖。就是画中的林和他母亲看上去有点恐怖。通过芳女士的叙述，她有深深的自责，认为是她小时候对林的严苛要求以及缺少鼓励，造成了林当下的局面——到了高三把自己给逼坏了。虽然我目前还无从得知林高三时的情况，因为他始终未说，但通过芳女士的叙述，基本可以印证，在林看来，他并不认同他和他母亲之间的关系模式，于是画中的他和他的母亲在一起就有点恐怖。不过有一点还不能确认的是，林是否又有着对母亲的依赖，或是依恋？因为画中他们是在一起的。

（9）自行车压过了那张羊皮纸。也许能够说明林再也不想继续这样进行下去了，想和他的过去说拜拜，于是就骑着自行车毅然决然地压过画着他和他母亲的那张羊皮纸。

带着推测，我通过询问芳女士，得知林的父亲是一个很上进的人，他先后取得初级中学教师资格和高级中学教师资格，后来又考上了硕士研究生，在林初三那年还去了一所知名大学攻读博士研究生。或许，林的父亲在林的成长方面，是存在着一定程度的影响。

一个更为棘手的问题是，林从学校里跑出来后，他的父亲老林不相信儿子已经存在了心理障碍，甚至阻止芳女士带着儿子去医院做进一步的心理测试，而且老林还排斥心理咨询。可以理解的是，从老林求学经历可以看出他是一个很上进、很坚韧的人，如果他从自身角度去理解他的儿子林，是不会相信儿子有心理障碍的。同时，给他的自尊心带来了挫败感，让他起初会选择否认，也就是宁愿选择不相信林已经出现了心理障碍。

还有一个更大的错误，是前期老林还无形之中给林带来了不必要的压力，在事后的沟通中，老林反省道："起初我还对林说，林，咱们商量一下，一个月后就回学校好不好？一个月过去了，我对他说，咱们三个月回学校好不好？半年过去了，我又对他说，咱们回去复读好不好？"说到这里，眼泪已是在老林眼眶里打转。这印证了第(7)点，林的梦里是不愿意提及他父亲的，因为那样给他带来了压力。

对于第(2)点，日后的谈话中，林很清楚地知道羡慕别人也没有用，老林已是他爸，这是不能更改的。林承认他有点失落，但失落也解决不了问题。林多次提到了"温暖"一词，他更多的是向往一种家庭的温暖。因此，林梦里向往的成分多过羡慕和失落，五颜六色的汽车和自行车更多是小林向往"温暖"的一种投射。

对于第(3)点，从第(7)点可以看出林是孤独的和不被理解的，父母不知道他想要什么，他目前也没有形成自主感。日后的咨询中，我有意地想去加强林的自主感，我对林说："不必一味去迎合别人怎么说的，别人说怎么样就怎么样，那可能是不对的，而应该借鉴别人的一些意见，结合自身的实际情况，选择适合自己的。"渐渐地，林也肯向我述说他高三的事情，他说，之前一味地听老师和父母的，要努力、努力、再努力（这里略去林说的一些细节），结果就把自己给逼死了。

对于第(4)点，经过很长一段时间的谈话，林逐渐认识到人生的路很长，暂时的掉队，并不代表整个人生就已经掉队了。

这也回到了第(5)点，如何追赶的问题。到了后来，老林经过反省，承认他在教育方面所犯下的错误。他认同了我的观点：强求的、功利的、以结果为导向的教育是错误的，反而，一个人的身心健康应摆在首位。

基于此，大半年后，我把林一家三口召集到了一起，来共同解决问题。

那天，老林说："儿子，我认识到错误了，以后再也不会逼你了，从今往后要把你的身心健康摆在首位。"

林没有说话。

我问林："你相信你爸说的吗?"

林说："不相信。"

我瞥了老林一眼，那一刻他面部表情有点僵硬，或许内心还涌出一丝凄凉，也许更多的是悔意。

我："为什么?"

林："几年了，自我从学校里跑了出来，他还是这样，我不相信他了。"

我又瞥了老林一眼，老林嘴角间在微微抽搐。

我拍了拍林的肩膀，说："林，通过最近几个月我和你爸的交流，在我看来，他从内心深处已经认识到了他的错误。可能你暂时还不会相信，当然，你也有选择相信或是不相信的权利，但是我希望你选择相信，因为这样有利于你自己。"

　　林依旧没有说话，不过看得出他面部表情没之前那么坚决了，也许他心里已经打算开始选择相信。
　　林应该拥有他的人生，一步一步地走完便可。

三个"我"

还记得胃疼章节中的那位可爱的来访者吗? 在这个章节中, 青还是主角。

后来, 青不胃疼了, 我也知道了起因。三年前, 青租下某商场里的一间店面, 做起了服装生意, 最后却失败了, 损失了十多万。青的老公对她说:"亏了就亏了, 有什么关系呢! 这点钱又不是亏不起。"青的婆婆也说:"做生意本来就有亏有赚, 别多想了, 想多了亏的钱也回不来。"但是青还是不肯放过自己, 自责、悔恨、羞愧, 依旧萦绕于心, 于是有一天她就开始胃疼了。

青:"老师, 那段时间我晚上经常做梦, 梦里还会惊醒。"

我:"嗯, 说说梦里的情形是什么样的?"

青:"老师, 你知道不, 真的是好奇怪的梦啊!"青一如既往地延续着可爱而又急切的语气。

我:"那说出来与我听听。"

青:"那个梦里, 有三个我, 一个我就像个小孩, 躲在一个角落里哭泣; 一个我就像奥特曼, 那个打怪兽的奥特曼, 能量爆棚, 什么都不怕; 可瞬间又出现了另外一个我, 那个我什么都怕, 怕得要死，就像被人往泥潭里拽，却又无能为力。每每到这儿，我就惊醒了，所以这几年来我的睡眠一直不好。"

在我还没有具备一定的心理学知识之前，就已听过弗洛伊德的三个我：本我、自我与超我。青的梦是否与她看过弗洛伊德的三个我有关系？经验告诉我不能低估神经症患者在心理学方面的"钻研能力"。

带着这个疑问，我问青："你有没有看过一些心理学的书，书上有说到三个我之类的？"

青反问道："老师，哪三个我？"

算了，我暂时还不想解释，神经症患者的思维有点类似于"好奇心害死猫"，便随口来了句："没什么。"转念一想，还是需要解释的，这与她的梦有关，不妨解释得通俗点，便又说道："其实每个人都有三个我，原始的我，现实中的我，以及理想中的我。"

青若有所思般地说道："哦，对对对。"语气依然可爱。

我："你想到了什么了？"

青："我想到了原始的我是很不幸的，小时候我父亲爱喝酒，喝醉了就打人，我就被打过——哎呀，好可怕，一看见他喝醉了我就担心他会不会又打我……"我的脑子随着青的话语在高速运转，想着从那个时候起青就有预期焦虑了——拉回思绪，继续听青说，"……我就开始害怕，就躲着他，就像一个人躲在角落里哭泣一样。老师，是这样的吧?"

我:"嗯，大概是这样的。梦里的你躲在一个角落里哭泣，还有可能说明你潜意识里是希望被人关爱和保护的。"

青:"哦，对对对。其实我也知道我是缺少关爱的，还缺少温暖。我记得被我爸打了之后，也躲在角落里哭泣过，那个时候就希望我母亲能过来安慰我，可是她没有。"

我:"当你身处神经症，感觉孤立无援之际，也许过去的一些记忆又被唤醒，就以梦的形式呈现了。"

青:"哦，对对对。"好像她深表认同，我也相信她理解了。哪怕是不识字的文盲，只要帮助他们触碰到了精神世界里某个点，他们依然会表现出很强的内省力。

我:"这大概就解释了你为什么在梦里，像个小孩一样在哭泣，换句话说，其实每个人都有脆弱的一面。"

青:"我大概知道了为什么还有一个我像奥特曼了。"

我:"不错啊，说说看，看是不是如你所说。"

青:"那就是理想中的我，一直以来我都很强势，想让自己成为一个女强人。我在班里同学们都怕我、不敢惹我，说我是带刺的玫瑰……参加工作后也是。似乎我一直是要强、要强、要强，像个奥特曼一样。"

她的话让我感同身受，我也有过类似经历。我小时候就过得比较压抑，也被粗暴对待过，这就养成我日后争强好胜的性格。这种性格有两面性，顺风顺水时会更顺利，当遇到挫折或刺激事件时，往往又会自我否定。而且，太要强的性格，如果不能冠以强大的内心，就会像一根被不断压爆了的弹簧，最后会失去弹性，这并不好。

我："所以，当有一天，你生意失败了，你发现你不是奥特曼了，你就开始自责、悔恨、羞愧？"

青："哦，对对对，是这样的。老师，我还跟你说，在我找你做咨询之前，我还接受过一位催眠师的咨询，我在××市，那位催眠师在××市，和我不在同一个城市，我不想让家人知道，就偷偷跑去找他咨询，每次去都要坐上两个小时的车。那真是没办法的事，因为我太难受了。有一次我跟那位咨询师说过我的梦，那个梦里，我梦见很多很多的门，我推开一扇门，又进入下一扇门，再下一扇门。我一直往前推开门，不停地开门，直到我累了。而且，那些门都是红色的……最后咨询师解释说，红色的门也许表示我内心有力量。"

我："这个解释似乎很合理，你也很勇敢，能不停地往前推开门。"

青："老师，你说我以后会不会成为女强人？"

我忍俊不禁，笑道："你很有这个潜质啊，不过得把另外一个你给提高一下。"

"哦，对对对，"青依旧保持着恍然大悟的语气，"还有一个我还陷在泥潭里呢。"说完，青自己也哈哈大笑起来了。

与理想的来访者谈话，真是一件令人开心的事情。我继续笑道："那个掉在泥潭里的你，就是现实中的你。当然，你已经比之前好太多了。"

青："那怎么办？"

我："去协调你的现实吧，让她不往泥潭里掉。比如学会处理情绪，处理人际关系，建立自我力量。"

此后，我们的谈话为此而展开。几个月下来，青在处理情绪方面做得很好了，躯体症状几乎没有了，睡眠好了很多，遇事情也不那么悲观了。

我跟青说，她需用更广阔的视野来审视当下的问题。起初青不太明白，后来也慢慢明白了。按青的话说，就是心放大一点，不要老是为一些事情纠结，过去的就过去了。以精神分析的观点，这意味着青得到了修通。

人际关系方面，青原来很在意他人的看法，之前她给侄儿买了套衣服，就非常在意弟媳是否会让侄儿穿。倘若一段时间里侄儿没穿，就理解为弟媳是不是看不起她，进而开始怀疑是不是自己买的不好。后来，青也慢慢不在意了，因为她觉得我曾说的一句话很对，"基于善良本性去做好自己，别人怎么说，或是怎么做，已不是我们所能掌控得了的。"

　　这就是认知行为疗法里的一个策略：放弃控制，最终得到控制。

　　同样，青把这个策略运用到了与她丈夫以及儿子的相处当中。原来，青总是喜欢去管着丈夫和他儿子，确切地说应是青希望丈夫和儿子按照她的意志去做一些事情——现实生活中大多数人都有这个倾向——结果屡屡碰壁，反而让她把自己气得个半死。现在，青也就不这么去做了。

　　青："老师，我算是明白了什么是放弃控制得到控制，我只需把自己做好了，展现出我女人的魅力，结果我老公和儿子反而过来巴结我了，哈哈哈。"

　　我："不错啊，你是怎么做到的？"

　　青："一开始挺难的，很不自然，很别扭。我就想啊，在梦里我都能推开一扇又一扇红色的门，为什么现实中我就不能呢？一次做不好我就做第二次，第二次做不好我就做第三次，慢慢地也就做好了。当然，我也不怕出问题，不是还有你在吗？哈哈哈。"

　　我笑道："真会抬举人啊。看来经历了破茧成蝶，你比患神经症之前做得更好了。"

　　青："老师，那你觉得我以后会不会是个女强人？"

　　我："我觉得你现在就是了啊，所谓的女强人，首要的就是需要有健康的心理啊，至于最后做得成做不成，结果好像不那么重要哦。"

　　"哈哈哈，"青笑道："其实我也是这么认为的。老师，等冬天来了，我再给你寄点我家做的腊肠。"

深度阅读：我所理解的梦

弗洛伊德用一部《梦的解析》，揭开了人类如宇宙般浩瀚的精神世界。经典的精神分析着重阐述了潜意识和驱力，梦，是潜意识的一种呈现方式。

单从字面理解，潜意识就是大脑里潜藏的意识，但这样解释未免太过于抽象。南希·麦克威廉斯在其《精神分析案例解析》一书中，对潜意识给出了如下定义：最深层的、最幼稚的、非逻辑的愿望与信念。

人都希望被理解、被关注、被倾听、被爱、被满足。人自幼年起，总是试图以个人意志去掌控世界。于是，年幼时就有了哭闹。有的时候哭闹会得到响应，并获得某种回报。得到响应时，年幼的我们会在某种程度上获得满足，如饥饿时的哭闹会换来母乳的喂养。

然而，并不是所有的满足都能得以实现，就像儿时有的哭闹并不会得到响应，也就不能得到某种回报一样。倘若成年后，依然是以哭闹求得满足，或是渴望自己永远是被满足的那一个，"巨婴"指的就是这类人。对于这部分人而言，他们的潜意识里更多的是最幼稚的愿望与信念。

倘若幼时的哭闹总是得不到满足，就会导致某些情绪被压抑进入了潜意识。我曾接触到这样一个案例，案例中的那位女士小时候长着一双大脚，总是找不到合适的鞋子，父母指责她怎么长了那么大的一双脚，她听后非常伤心。等她长大了，有了物质基础，她就买最好的鞋子。她对我说："这辈子再也不能亏待自己的脚了。"当她选择买最好的鞋子的那一刻，她潜意识里浮现出来的是年少时不被满足而产生的最深层的愿望与信念。

除此之外，大多数的梦都是非逻辑的。扪心自问，我们大多数时候的梦都是无厘头的、戏剧性的、难以用语言表述清楚的。多数的梦，过后也就忘了。但也显现出了某种欲望，如有一位男性，在大街上看到一位美女，过后念念不忘，于是在梦中就出现了那位美女的图像，以及某些亲密举动。醒来时，才觉得不可思议，甚至有点匪夷所思，便摇摇头，自叹离谱，也就过去了。

大部分的梦是不需要解释的。心理健康的人也会做梦，清晨醒来，梦随之破灭，再正常不过的一种现象。对于某些罹患心理障碍的人而言，如果他能不加掩饰、坦诚地用语言描述出他们的欲望与诉求，他们的梦也是不需要解释的。前面的章节里，我列举了四个梦，而我所听到的梦，远远不止这四个，只是我觉得那些梦不需要解释，现实就能得以印证。这也与我的咨询取向和我接触的来访者有关。我的咨询取向更多的是认知行为疗法。而我的来访者多为神经症患者——他们几乎没有病态信念。

　　最需要解释的，是那些有着文过饰非或是内敛性格而欠缺表达的心理障碍患者的梦。一个有趣的现象是，他们大多数的梦和现实有着冲突。一个口口声声说不在意金钱的人，倘若他梦里出现了大把的钞票，以及对钞票贪婪的占有欲，那么他所说的不在意金钱，多少有点言不由衷。梦，像是一个诚实的小孩，照亮了真实的内心，因为诚实的小孩是不会说谎的。释梦于这类人，更多的是为了了解他们内心真实的想法。

　　那些情感中存在着压抑或是创伤的人，他们的梦也需要去被挖掘。一个例子是，我国台湾地区女作家林奕含，她在 26 岁那年选择了自杀，很大诱因是多年前曾遭补习班老师诱奸而留下了创伤。法律讲究的是证据以及证据间现实存在的因果关系，因此林奕含的自杀，是否和补习班老师的诱奸存在直接的因果关系，并不能得以清晰地认证。虽然我们不希望坏人逍遥法外，但当我们不能去惩罚坏人时，也许还有另外一种选择，就是去修通自己。我们无需用他人的错误来惩罚自己，便是如此。释梦于这类人，更多的时候是为了让他们得以修通，用更多的释然，取代过往的对他人（包括自我）的憎恨以及莫名的忧伤。

　　释梦的最终目的在于：把潜意识里那些最深层的、最幼稚的、非逻辑的愿望和信念引入意识层面，以便能审视它们、放弃它们，并最终以更现实、更可能的目标来取代它们。

于是，咨询师所要做的，就是适时地、不伤自尊地指出患者的非理性信念，并教他们换一种角度考虑问题。

性

戒色吧

神经症患者大多喜欢探究原因，错误归因后，进而会做出一些让人匪夷所思的事情。比如说，网络论坛里时不时有人鼓吹心理障碍的形成是由于淫欲太多，故而心理障碍的康复就得戒色。不知是否受中医的影响——中医认为肾主宰着一个人的精气神，肾精亏损是引起脏腑功能失调，产生疾病的重要因素之一——罹患心理障碍的人，大多精神不佳、惶恐不安，也就有了对号入座的理由。

也有这种可能，触发某些心理障碍的刺激事件本就与性有关。

霖就是这样一个人，他之所以戒色，是在高中时有过度手淫的经历。那时，手淫成了霖缓解焦虑的一种方式，因为霖想考上清华大学，学业上的压力很大。

不久，霖喜欢上了班里的一个女孩。霖对女孩说："我将来是要当国家主席的，跟着我肯定会有好处。"结果那女孩不吃霖这一套，她当然不会吃霖这一套。回忆到此，霖说："我当时也并不是真正喜欢那个女孩，只是觉得当国家主席的人得有个夫人。"可见，林强烈地想去证明自己——心理学称之为"全能控制"——才是造成了霖日后心理障碍的根源。

也许霖都没有想到自己会被拒绝。被拒绝意味着霖的某个幻想破灭，霖也就有了恐惧，恐惧之余，偶然一天霖听到了女孩的一声咳嗽，就误认为女孩是针对他的，蔑视他的。不久，女孩无意之中又跺了一下脚，林也认为是针对他的。渐渐地，林认为咳嗽和跺脚是有某种含义和潜规则的。霖开始恐惧声音、害怕跺脚。

霖在接受药物治疗几年后，症状减轻了许多，但对声音的恐惧仍在。

霖之所以认识我，缘于森田疗法里的一个认知——"不安常在"——给霖带来了莫大的帮助。之前，由于恐惧声音，霖每次出门都要往耳朵里塞上耳塞，当他得知某个时刻其实每个人的心里都会存在着不安，霖如释重负，竟然慢慢相信，正常人在不安的时候突然听到咳嗽和跺脚也会害怕，再正常不过了。通过与我交流一段时间后，霖终于相信，咳嗽就是咳嗽，跺脚就是跺脚，是没有什么含义和潜规则的。至此，霖出门也就不往耳朵里塞上耳塞了。

不过问题又来了。大概两年前，霖常读《曾国藩家书》，自省之余，霖把原因归结为他年少时"色"心太重，才最终导致了他的心理障碍。霖开始以慎独作为人生要务，但未免有点形而上学。

我："曾国藩的书我仅仅读过一点，可能还没你知道得多。不过，我很想知道你为什么选择慎独？是想提高自己的人生修养，还是觉得之前有哪些地方做得不够好？"

霖："可能之前有些地方做得不够好。"

我："譬如？"

霖："比如说，我之前就没有慎独，高中时就喜欢上了一个女孩。"

这是什么逻辑？就算是曾国藩，有证可查，他三十岁之前，以现在的标准来说，还是个愤青。

我："初恋时的爱情都是懵懂的，人不可能一下子就能慎独的，应该是在成长过程中，经历了一些事情后，才逐渐慎独。所以你这样说，好像不成立哦。"

霖呵呵笑了两声，说道："可是后来，我却患病了，应该是当初的问题。"

我："你认为是恋爱本身？还是恋爱之中发生了什么事情才导致了你精神上出了问题。"

林："应该是恋爱本身，那时我没有慎独。"

我："这么说，那你想当一个得道的高僧？"说完我笑了笑。

林也笑了，说："不想。"

我："那就注定要恋爱的啊。你读了曾国藩的书，还是要恋爱的，对不对？再者曾国藩也是结了婚的人，他也不是和尚。"

林："这个——嗯——是的。"

我："嗯——所以，在我看来，这个好像不是你慎独的理由。"

林有点支支吾吾，说："这个——这个——下次再谈。"

我："好的。"

转而，我和霖谈了一些其他的话题。

几番过后，林终于说出了实情。他之所以慎独，是因为他在高中时期有过频繁的手淫。半年前，他加入了一个戒色组织，想从他所认为的道德层面，用慎独来约束自己。

这也不愧为一个方法，只是有点过了。

现代医学认为，只要不是过度的手淫，不会对身体造成任何伤害。今日头条上有一位中南大学湘雅二医院的网名为"倩 sur"的医生，专门用一篇文章幽默而又风趣地讲述了手淫，文章的标题是《小撸怡情，大撸伤身，强撸灰灰湮灭》，看完让人忍俊不禁。

我："这么说，你戒色(注：戒手淫)有半年啦?"

霖："是的，一直在坚持。"

我："不错，很有毅力，效果怎么样?"

霖："好像还可以，身体比之前好多了。"

我："嗯，你打算戒多久?"

霖："不知道。"

我："你戒色的过程中，有没有想过去破戒?"

霖："有想过。"

我："然后，又用慎独来约束自己?"

霖："是的。"

我："其实从医学上来说，未婚的成年人，一周一两次的手淫是很正常的，你相信吗?"

霖呵呵笑了笑，没吭声。

我："你是不是担心，破戒了以后自己又忍不住?"

霖："是的。"

我："看来这才是问题的本质。"

霖又呵呵笑了笑，表示默认。

我："不过，你用慎独约束的是你的天性，即一个人的原始欲望。而我觉得，慎独更应该体现的是一个人的自我克制。"

霖："但我怕到时候克制不了，或是我一手淫了身体就开始发虚。"

听起来霖就像是在修炼九阳真经似的，一动凡心就会走火入魔。

我："戒色吧里是这样说的？还是你自己这样认为的。"

霖："戒色吧里这样说的，如果达不到一定时间就破戒了，身体会越来越虚。"

我："你相信了？"

霖："是的。"

我："之前听你说，戒色吧里还说戒了色还能治好心理障碍。那你说，你不再认为咳嗽和跺脚是有含义和潜规则的，是戒色让你达成了上述的认知，还是你认识到了不安常在以后，自己通过体会不断地得以理解的？"

霖呵呵笑了。

我也学着霖，呵呵了两声。

霖："这个——这个——下次再说吧。"

霖说不过的时候，就会说"下次再说"。

又是几次咨询过后，霖依然没有放弃慎独，但看得出他有所动摇。

矫正一个人某种看上去不合常理的信念并非一件易事。不过，霖之所以跟我说出这件事，说明他是有困惑的，就像还未达到修行境界的人非得一味地去修行，其实是一件很痛苦的事情。更何况霖也不想当和尚，他不过是一直在忍。

话里，霖很愿意提到曾国藩。为了和霖的咨询能够顺利进行，我闲暇时间里还看了看《曾国藩家书》。

有一次，和霖探讨到"叩其两端而执其中"，我问霖："执其中是什么意思？"

霖："就是执两用中的意思。"

我："我可不可以理解为，就是做事不要太非黑即白了？"

霖："嗯，差不多。"

我笑道："那么戒色这个问题，是不是也要执两用中了？你看，这可是曾国藩说的。"

霖又呵呵笑了笑。

我笑道："要不要下次再说这个问题？"我有点调侃林。

霖："呵呵，不要了，这次说就可以。"

我："那么我觉得你之前是做得有点过了。你之所以做得有点过，是当初你焦虑时养成了一种不好的习惯，或者说没有管好自己的欲望。《曾国藩家书》里，论述了很多道理，也讲述了人生应选择平衡。《曾国藩家书》中的道理，应该在实践中去践行，从而找到你自己的平衡，否则就会形而上学，你觉得呢?"

霖："嗯，是的，看来我以后要少看点戒色吧了。"

我："有一种情况除外，那就是你想当一个得道的高僧。"我继续调侃霖。

霖又呵呵笑了。

我："但是你不想，所以少看一点戒色吧，在现实生活中自我约束就可以了。医学也认为，人憋久了也不好，反而不利于新陈代谢。至于什么时候破戒，你自己看着办。破戒了以后，你又会不会陷进去，那个时候你可以选择慎独，用慎独来约束自己，这就是执其中了。"

两个月后，霖"破戒"了。

霖找到了女朋友，后来两人还结了婚。霖说，他第一次破戒的时候，感觉身体虚得不行。事实上霖不抽烟，不喝酒，每天还坚持走五公里，"虚"不过是他心里对戒色这件事有了过度反应而引起的恐慌。

其间，霖有问过我，要不要去吃点中药? 我说可以的。

后来，霖也就没有提到过身体发虚了，他已明白只要不过度就可以。

乱伦恐惧

　　羽说他在十岁那年被人打"蒙"了。

　　那时羽在学校里是个捣蛋鬼，结果遇上了一个比他更捣蛋的人，两人话不投机，便拳脚相向，羽一下子被打倒在地上。羽不服，爬起来接着打，又被打倒在地上。羽第三次起身，想接着打，结果还是被打倒在地上。

　　羽："从那以后，我就彻底被打蒙了——害怕了。"此后很多次咨询中，羽认为他之所以后来出现了诸多恐惧，都与那次失败的打架脱不开干系。

　　我："你为什么要去打架？"

　　羽："老师啊，小时候我在家里过得不痛快啊。"说完，羽像个小孩子呜呜地哭了起来，有点撒娇，又有点伤心。羽现今已三十二岁，这不由得让我怀疑羽是否印证了当下一个流行说法——巨婴。

　　待羽哭完，我问羽："你在家里怎么过得不痛快？"

　　羽："还有什么，整天被我那该死的妈管教，她还说我笨，说我读书不聪明，硬逼着我做作业，我做什么都不是。"

我明白了，羽那时在家里得不到自尊，就在学校里通过捣蛋、打架以求获得自尊。小孩子的自尊心其实是很脆弱的。

我："你就想通过捣蛋、打架发泄一下？"

羽："差不多是这样，那样做让我在学校里很爽，我很喜欢那种感觉，直到被打蒙了。"

我："你被打了，有没有告诉你爸妈或是老师？"

羽："哪能啊，告诉我妈能有什么好果子吃！至于我爸，他不管事的，说了也白说。老师就更不能说了，打架的事能让老师知道？"

我："你被打懵后，那时脑海里有什么想法？"

羽："害怕啊——那个小混混说以后见我一次就要打我一次……嗯，挺害怕的。"

我："后来那个捣蛋鬼继续找你茬儿没有？"

羽："找了啊，我只好忍气吞声，我打不过他，心里苦啊。"

我："那时你心里有没有冲突？因为之前都是你欺负别人，现在却是别人在欺负你？"

羽："有啊，肯定有。我就想弄死他，但又不敢，还是因为打不过。我那时候就幻想自己能成为成龙，等有一天我成了成龙，我非得打死他不可。"羽现今想起，话语间似乎还在咬牙切齿，可见他当时确实被欺负得有点惨。

　　南希.麦克威廉斯在《精神分析案例解析》一书中说,维护和增强自尊在所有的人类活动中处于核心地位。当发现自己的行为(表现在羽的身上为忍气吞声)与价值观(羽在未被打蒙之前,他的价值观是只有我欺负别人,别人怎么能欺负我)互相矛盾时,人们会感到羞耻、绝望,甚至不可自拔、丧失自尊……打架受挫让羽的内心很压抑,从而有了强烈的去证明自己的欲望,以求成为一个伟大的人,并试图通过"报复"来获得自尊。

　　我:"所以后来,在你脑海里一直想成为成龙,但结果没能当成。"

　　羽反应很快,说出了我想说的"那就更郁闷了。"

　　我:"你后来还有没有和人打过架?"

　　羽:"有啊,一次又一次地失败了,从此我就陷入恐惧之中了。"

　　我:"举个例子。"

　　羽:"高中时有一次和同学打扑克,输了往脸上贴纸条。我输了就想耍赖……"(羽的这种"耍赖"心理可以理解为:①压抑太久了,他本能地想给生活找点乐子,而非真正想耍赖;②羽想通过耍赖找回曾经的感觉,以此获得自尊。)"……结果那家伙不让我耍赖,硬要我往脸上贴纸条。我不干,他揪着我不放,两人又打了起来，我再次打输了。哎，老师，我命苦啊——呜呜呜——"说完，羽又小孩子般地哭了起来。

等羽哭完，我接着问羽："还有类似的经历吗？"

羽："有啊。大学时又和人打架了，这次是打篮球，又和一个家伙发生了口角，结果又打输了，哎。"羽这次倒是不哭了。

我："羽，你知道你后来还是要去惹事吗？"

羽："我也不知道啊。"

我："你还是想通过惹事（在他看来只要不是惹大事）来尝试着找回自尊，但由于长时间地受挫，心虚之余，你还有恐惧，也就没有了十岁之前的那股狠劲，结果是你看似认为能够打赢的，最终还是输了。于是，你就变得越来越恐惧了。"

羽认同了我的这个解释，补充道："对啊。我就越来越懦弱、胆小、自卑，就开始有点依恋我妈了，虽然我一点也不想依恋她……她可把我害惨了，我为啥要依恋她，但是又觉得自己像个小孩一样没了依靠，只能靠她了……我觉得在国内混不下去了，就想着出国。我妈也同意了，大二那年就去了加拿大。"

我："那你在国外过得怎么样？"

羽："还能怎么样？老样子。不过国外的心理学比国内好（应该是比国内普及得好），我看见周围的同学没事就跑心理咨询室，我有医疗保险，每年能做五次免费心理咨询，我也就去了。

从那时候起，我才知道了我有心理问题。"

嗯，羽的这个认知不错。

羽还有点搞笑，他后来跟我说，等他回国了，没事就去打×
×市心理急救中心的电话，谎称自己有抑郁症，其实就是想找人
聊聊天，倾诉一下内心的痛苦。结果有一天羽被人识破了，一位
工作人员看出了羽没有抑郁症。从此以后，羽就不好意思再打急
救电话了，正儿八经地开始了咨询。

我："在加拿大的时候，你跟心理咨询师说了什么？"
羽："说了我的痛苦啊，恐惧啊，还有——哎——不好说，说
不出口。"
我："加拿大的心理咨询师有没有告诉你，坦诚相告是有利
于心理问题的解决的？"
羽："说了。好吧，其实我选择去国外还有一个原因——"

我静静地等待着羽说出来。

"——就是对我妈有了恐惧——哎，乱伦恐惧。"羽说。
我："具体是什么情况？"
羽："说到底还是我十岁那年被打蒙了——高中我喜欢上了

班里的一个女同学，可又不敢和她说话……后来到了大学，青春期嘛，老师你知道的，就看了"A"片，然后就对性这块有了感觉。有一天我妈在家里穿得比较暴露，她真该死，都五十岁人了，还晃什么晃，我一下子就有了反应。Oh my god！我怎么能有那样的反应，我吓坏了，从此以后就害怕见到我妈，害怕一见到我妈就会有反应，但越是想不让自己害怕，就越害怕，就想着逃避，最后就去了国外。哎。"

　　我："你谈过女朋友没？"

　　羽："从来没有。丑的我看不上，见着漂亮的我又自卑。"

　　我："你是外貌协会的？"

　　羽："难道你不是？"

　　这下把我问得有点愣住了。

　　《红楼梦》里，十二金钗个个貌美，小说尚且如此，可见古往今来，窈窕淑女，君子好逑。

　　我："本性是外貌协会的，但我会基于现实。我在读大学的时候，深知天仙姐姐不会看上我，所以我也就不去找天仙姐姐了。"

　　羽："呵呵，老师，你倒蛮诚实的嘛。"

　　我："本应诚实啊。你这样问我，好像是你自己内心的投射哦。"

羽呵呵不语，末了问道："老师，我该怎么办？"

我："通俗来说——我是指通俗来说——"

羽："没事，你说。"

我："你这有点像没吃过猪肉，老是想着猪啊。"

羽哈哈大笑，笑后说："太形象了。"

我："人的潜意识就是这么奇怪。人的潜意识里都是欲望，佛家有云'求不得'就是这个意思，一旦实现了，获得了基于现实的满足感，反而想法会少了很多。所以你要去接触社会，去找寻现实中属于你的爱情。当然，为了实现这个目标，你不能再认为你被打蒙了。心理学上对于过去的创伤，有个正确的做法，就是以哀伤和适应取代自我憎恨和异想天开。过去的事情就过去了，如果你经常提到十岁时被打蒙了的那件事，不如抒发一句感叹'我的命怎么这么苦啊'，此后就忘掉算了，而不必去憎恨自己的懦弱无能，也不必异想天开地想成为成龙那样的人。"

羽："老师你的意思是让我忘掉过去？"

我："是的。虽然过去给你带来了一些不好的一面，由此你形成了不良的思维模式和行为习惯，但你完全可以用新的适应良好的思维模式去取代它。"

羽；"怎么取代？"

我："你现在有工作吗？"

羽："没有，半年前辞职了。"

我："那你平常怎么过的？"

羽："天天待在家里打游戏。"

我："无所事事？"

羽："差不多吧。"

我："这样你脑子里东想西想的就会更多。取代，得先从你找份工作开始。"

数次咨询后，羽听从我的建议，重新找了份工作。过程中，我和羽做了进一步地交流，分析出羽的乱伦恐惧与其青春期的性有关，但究其本质，是羽的母亲在羽成年后没有与羽分离。羽的母亲有很强的控制欲，恰恰也迎合自十岁开始在外不断受挫的羽内心对母亲的依恋。

羽说，之前的咨询师向他解释，之所以有乱伦恐惧，是羽的潜意识里对母亲有攻击性。而在我看来，也许依恋的成分大于攻击，羽后来同意了这个观点，不再待在家里无所事事，选择出去工作，做好与母亲的分离，从此羽的乱伦恐惧便得以缓解。

后来，羽也去相亲了，他起初出于害怕，有点排斥去相亲，但最终还是去了。不过，羽大多不满意相亲的对象，觉得都相貌平平。羽的脑海里依然有着太多理想化的东西，或许他还没有真正体会到什么是基于现实。

　　我和羽的咨询在继续，过程中，我给羽推荐了《原生家庭》一书，让羽闲暇之余阅读，然后在后续的咨询中与我探讨。一个月后，羽读完了《原生家庭》，还做了笔记。

　　羽："老师，书中所说的有毒的父母真是惊人了，让人读后振聋发聩。"

　　我："哦——说说你的感受。"

　　羽："我终于知道我的母亲是控制型的母亲了，她一直试图控制我，这让我很不爽，可是年少的我又无能为力，直到我十岁那年被人打蒙了，内心产生很强烈的无助感，进而似乎有点去迎合她、去依恋她了。我有很多次主动去讨好她，比如她的控制欲很多次都让我感到愤怒，我对她大吼大叫过后又会去讨好她。也许这就是你所说的，我始终在和她的依恋与分离之间来回摇摆，随着年龄的增大，依恋的成分就更多了，我从未找过女朋友，以至于我就对母亲有了乱伦恐惧。"

　　我静静地听着。

　　羽："老师，我一直都活在自己的主观世界里，我一直认为外面的社会是险恶的，我一直都有罪恶感，我一直都在自我惩罚。"

　　我："那么你现在或是你将来，还会这样做吗？"

　　羽："我不打算这样继续下去了。"

我:"为什么?"

羽:"那样会让我很痛苦,十几年了,我一直都过得很痛苦。而我痛苦的根源,有些时候就是过分依恋我的母亲了,而这又是有毒的,如今我打算靠自己,虽然路很艰难,但我相信有你的帮助以及我自己的认识,我会走好的。"

我:"很好,羽。"

那以后,羽对我说,他不再去讨好他的母亲了,他要把自己看成是一个独立的个体。渐渐地,他对母亲的乱伦恐惧也消失了。

不要被束缚

何时是个头

舟今年四十一岁，职业是餐饮行业的投资人。一年半前，舟和几个朋友合伙投资了一间工厂，这并不是舟所擅长的，故而到了后期经营状况不太好。

舟："也就是从那个时候起，我开始焦虑了。"

我："你担心亏钱，还是?"

舟："倒不是担心亏钱，我总共有四个项目，两个赚钱，一个持平，一个亏损，亏那点钱倒不是多大问题，而是我觉得对不起那几个合伙人。"

我："以你的经验，肯定事先对各自的权责进行了说明，难道没有吗?"

舟："有啊，只是那个项目是我主导的，面子上过不去。"

我："生意上的事情谁也说不好，尽力而为就行了。"

舟："道理是这样的——这件事倒不是主要的，应该只是有点焦虑吧，最主要的是焦虑期间我身体出现了状况。"

我："什么状况？"

舟："失眠啊。开始失眠，睡不着，心里就很苦恼，后来也就越来越睡不着了。还有就是我的激素水平出了点问题。"

事后得知，他夸大了事实，诊断结果只是某一项指标出现轻微异常，医生告知他并无大碍。但就像曾经一位神经症患者跟我说的，他拿着一份血液化验单，其中任何一个异常指标都会让他心悸一下。

我："你之前身体怎么样？"

舟："很好啊，我大概半年时间里，每天都跑五公里。"

我："一口气跑五公里？"

舟："是的。"

我："身体不错啊。"

舟："那是过去了，现在每天起来脑袋都发懵，后背冒汗。尤其是到了下午，人就没有精神了，和人谈业务也就是应付了事。我这是怎么了呀？"

我："你是真的不知道？还是？"

舟："我知道这是心理问题，但有时候又怀疑自己是不是真的身体出了问题？"

我："你有没有去医院检查过？"

舟："去过，每次检查完后稍微安心些，但过几天又怕有什么病没有检查出来。对了，我高中时就有神经性耳鸣，和你书中所说的一样，那时并没有在意，这几天也反复去检查了，越检查反而越是难受。你问我有没有检查，我只能说有时候去了医院，站在医院大厅里都不知道该挂哪个科了。"

我："你看，高中时你就有了神经性耳鸣，可那时候没在意，也就没事。现在这件事情想起来了，反而给你徒增烦恼。"

舟："道理是这样的。"

这句话在舟咨询过程中，成了他的一句口头禅。

我："那就别去在意了。"

舟："好像有点难。"

我："当然会有点难。因为你的两只脚已经掉进神经症的泥潭里了，本能地想去挣扎，可越挣扎就会陷得越深。不要去挣扎，人处于焦虑之中，很多感觉都会警觉起来，从而把本不是危险的事情误认为是一种威胁。"

舟："道理是懂的。我看过你的书，可好像做不到。"

我："你是不是有点着急了？"

舟："我怎么能不着急，这样太痛苦了。"

我："一个显而易见的事实是，你越着急，就会越想去挣扎，结果往泥潭里陷得越深。"

舟："那我该怎么办？"

我："挣扎完后就缓一缓，要认识到那样是错误的，然后再慢慢往外爬。"

舟："有什么方法？你拉我？"

我："我现在就在拉你。一旦人的神经功能回归正常，自然而然地就可从泥潭里出来了。如果说有方法，就是在你的前方垫一块木板，拉你的时候会顺利一点。所谓的方法，你可以去听点放松的音乐、把精力用于工作、继续去散步或是慢跑，这样做的目的在于，不让你的注意力老是想着你的症状。如果你这样做了，就是我在拉你，也是你自己在拉你自己。"

舟："那我什么时候能被拉出来？我什么时候能好？"

我："如果顺利的话，半年左右。"

对于神经症的治疗，采取认知行为疗法，如果来访者配合，不超过二十周即可痊愈，这在贝克的书中有过论述。

舟："真的只需要半年左右？"

我："是的，半年左右。如果你配合，也许时间还会短一些。"

舟舒了一口气，说："好的，我试试。"

三次咨询后，舟做得还算不错，症状有所缓解，但还是有点难受。舟的妻子见状，事先预订了机票，打算拉着舟去泰国旅行，以她正常人的眼光来看，舟就是想多了，索性不如拉着他出去玩玩，少想一点。殊不知，这给舟带来了压力，因为舟不是一个勇敢且行动力很强的人，故而他对是否有足够精力完成这次旅程心存疑虑。

舟："我想听听你的意见。"

我："倘若你没有太多的预期焦虑的话，是可以去的。如果你觉得自己不行，那就不去了。"

舟："我心里不想去，但是又不想拒绝我老婆。"

我："这样的冲突会让你更难受，去还是不去，你再和你老婆商量一下再做决定。决定了就别多想了。"

舟："好的。"

事后，舟还是决定去，因为舟的妻子是个很强势的人，舟也不想让家人扫兴。

一个星期后，舟回来了，迫不及待地和我联系，他说："完了，我又被打回原形了。"

我："哦，怎么说?"

舟："还不止打回原形，症状更多了。我坐上飞机手心就冒汗、头发晕、脖子僵硬、视物模糊，出现了如你书上所说的不真实感"。舟又在给自己扣帽子了。"硬撑着到了泰国，幸亏你的提醒，我带了药，吃了一片劳拉西泮片才好一点。到泰国那几天，一点精神也没有，就是强撑着，感觉症状越来越严重了。我老婆鼓励我、安慰我，好像有点作用，但持续不了多久。这下我好像更害怕了，不知道何时是个头。你说的半年能好，是真的吗？是不是我的时间还会要长一点？"

我："暂时不回答你这个问题。我想说的是你回来了，也没有死。"

舟："道理是这样的。"

我："那你说，你是否还记得我跟你说过什么？"

舟："症状都是自己想出来了，是自己注意力太警觉了，不要去挣扎。"

我："当你症状来临的时候，你想起这些没有？"

舟："全都忘了。"

是的，神经症患者起初需要反复提醒，反复确认，以帮助他们坚定正确认知，并相信这是一条独一无二的道路。否则，他们就会本能地去排斥、去对抗症状，这无异于在内心发动了一场难以胜利的战争。

我："那就继续做下去。"

舟："可那样做下去到底是不是个头？又对不对？我好像那样做了，结果回来症状越来越多了。"

我："你真的一如既往地做了？"

舟:"好像当时忘了,那种恐怖反应真是瞬间就冒出来了,根本不受控制。"

我:"这就是了。症状很有可能会在起初的一两个月里伴随着你,你也控制不了。一旦症状出现后,你该如何正确应对才是最重要的。"

舟:"嗯,好的,道理是懂的。"舟这次反应过来了,随后说道:"那我试试。"

接下来,舟和一些来访者一样"骗"了我。泰国之行,又让舟有点草木皆兵,他再次去医院检查了,结果没什么问题,舟安心了不少。

但舟还是出了一个幺蛾子,就是不断对比,常拿今天和昨天对比。倘若今天比昨天舒服些,那天他心情就不错;倘若状态差些,他就有点失落,进而咨询中不断问我"我何时是个头啊,何时才能回到之前的状态啊?"

我:"对比只会给你带来落差。就算你要对比,也得把时间拉长一点,可以两周对比一下,而不必每天都去对比。对比的时候,也不要老是去拿一些表面的症状进行对比,比方说今天这个症状多一点,那个症状少一点,那没有多大的意义。而应进行对比的是,两周来你哪些地方做得好了一些,哪些地方做得还不够好,是否把正确的认知坚定了一些,这样才是正确的。"

舟:"道理是懂的——那我试试。"

就这样,舟咨询了两个月,渐渐地也能做到不去对比了,他的情绪比之前稳定了许多。

有一天,舟突然说:"我为啥要去纠结时间,只要会处理症状,把这些正确的认知在实践中巩固了,哪天就好了。我也相信你说的了,康复并不是说以后没有了刺激事件,比如失眠,就算我康复了也难保日后不会失眠,而是那时我已经知道如何去应对失眠了,这就可以了。"

我:"脑子终于开窍啦,但这是不是你一时的想法哦?"

舟呵呵两声,说:"不会的,这次我是真的懂得了。"

舟说这句话的时候,我想起了秋,她就不急躁,着实少见。

康复后的秋对我说:"老师,什么事情只要按照正确的方向坚持下去,就会成功的。"

希望神经症患者明白,纠结康复过程时间的长短对自己没有任何好处,只会束缚自己。

惦记

神经症患者常犯的错误就是总是去惦记生理、情绪、思维、行为方面的异常反应。当接受咨询或是正确的认知后，一旦矫枉过正，他们也会惦记某些理论，哪怕只是只言片语。

枝就是个例子。

一年前，枝因家庭纠纷而不断去追溯过去，从而患上了焦虑症。半年后，实在受不了的枝去了医院，医生给枝开了点药，告诉枝不要多想了。枝也觉得是自己想多了，才导致了她的头晕脑涨、心悸失眠，等等。于是枝在心里一遍又一遍地念："不要多想了，不要多想了……"结果枝反而更苦恼，觉得一天到晚都是在念"不要多想了"，症状也没有减轻。

枝："老师，难道医生说的是错的吗？"

我："倒不能说是错的。"

枝："那为什么到了我这里就不行了？"

我："可能你没有运用好？"

枝："怎么才能运用好？"

我："你想恢复到之前的正常状况吗？"

枝:"当然想。"

我:"枝,正常人怎么可能会整天在心里念'不要多想了'。医生的话是说,当你多想的时候,告诉自己不要去想了。而你,整天在心里惦记着这句话,这何尝不像整天关注症状一样关注着这句话。这样一来,你反而被束缚在这句话上面了。我想医生的本意,就是当你想去回忆起那些让你感到烦恼和伤心的事情而深陷其中时,以此告诫自己不要多想了,让自己从那些痛苦的思维里跳出来。"

枝:"哦,原来是这样啊。可是有时候当我告诫自己不要去想时,还是止不住要去想,这该怎么办?"

我又得举出一边听歌一边工作的那个例子来告诉枝。

我:"你之前有过一边听歌一边工作的经历吗?"

枝:"有过。"

我:"那最好不过了。那么可以这样理解,比如目前你去回忆那些让你感到烦恼和伤心的事如同之前听的歌,你去做家务如同之前的工作,'不要去想了'就是不去管听的是什么歌、歌唱得是好是坏——虽然歌还是在唱——你只需把注意力的重心放到做家务上面去。"

枝:"哦,是这个意思啊。"

我:"是的。其实按照我的理解,'不要去想了'更多的是不要让自己的注意力继续关注在那一块了,把精力放在当下手头上的事情就可以了。如你之前一边听歌一边工作，你虽听着歌，但手头的工作照样不误。"

枝："哦——那老师可不可以这样理解，就算脑袋在追溯过去，就当是唱歌，就让它在那里，不去管它——而继续做好手头上的事情。我突然觉得不去管它比不去想了，要更合适一点。"

我："对，是这样的。可能医生的那句话是直接指向结果的，而你首先需经历一个不去管它的过程。"

枝："嗯，对。"

过了没几天，枝又找到了我，说："老师，这阵子脑袋又开始懵了。"

我："怎么了？"

枝："我又开始整天念叨着你那句'症状是主观感受'了。"

我："你是这么念叨的？"

枝："头晕的时候，我就开始念叨着'头晕是主观感受'，止不住一遍一遍地在心里念。失眠的时候也是，我就念'失眠不会导致死亡的'，也止不住地念叨。我觉得自己又陷入一个怪圈了。"

我："嗯，是这样的，可你知道问题出在哪里了吗？"

枝："不太清楚。"

我："很有可能你把那些认知当成了救命稻草，试图通过救命稻草来摆脱症状。"

枝若有所思，猛地说："好像真的是这样的。"

我："但事实上正确的认知只是告诉你什么是正确的，如果你把它当成了救命稻草，就像赵括的纸上谈兵一样，最终毁了赵国。"

枝："老师，那我该怎么办？"

我："别去纸上谈兵了呗。你在心里念个几遍，告诉自己那样做是正确的就可以了。同时希望自己能够慢慢做到，但不必强求自己一下子要做到。最重要的是平时的生活，你该怎么过就怎么过，那些症状和想法，你权当作是歌曲。"

枝："嗯，我大概明白了。"

从那以后，枝还有几次反复，但反复程度越来越轻微了。

回想起之前我患神经症的那段日子，枕边放着森田博士所著的《神经衰弱和强迫观念根治法》一书，心生恐惧的时候就去看一下，没事的时候就不去看，看来做得很对。而且，通篇看完后，我便不再整本书都去看，只看有利于我的那些章节。

格子

卉有过三次晕倒。

之前的两次，一次是卉上班途中晕倒在电梯口，那时她已怀孕三个月；接下来一次发生在卉生完小孩后的半年里。两次晕倒后，卉都去医院检查了，生化检查均表明她的血糖正常，血压也不高，无心脏病和甲亢。心理医生给她的解释是——焦虑症。

卉最近的一次晕倒，距前两次晕倒已有三年，源于卉做了一个恐怖的梦。梦里，卉清晰地记得之前和老公共同生活过的老房子，每一个细节都非常清晰。梦里，还出现了卉之前的同事，以及她那时的工作状态。卉描述梦里的她，有害怕、在冷笑——一种不自觉地冷笑，进而产生了极端邪恶的想法，有一种很想发泄出来的暴力。

卉："梦太真实了。真实得令我感到恐怖。我惊醒后，连忙找到床头放着的劳拉西泮片（一种镇静药），掰了半片含在口里，接着想走向厨房喝水。刚喝完水，人就瘫倒在地上了。"

我："是瞬间瘫倒在地？还是慢慢瘫倒下去的？"

卉："应该是慢慢倒下去的。"

我："是不是梦的恐惧让你瘫倒在地？"

卉："应该是这样的。"

我："在老房子里，你和你老公发生过什么？"

卉："大概是六年前，我和我老公生活在上海租来的一间老房子里，房子条件不好，没有卫生间，需要和他人公用厨房……但我并不觉得有多苦。只是有一次我踩在沙发上往阳台上晾衣服，结果老公见了，恶狠狠地对我说'赶快下来！'我就心生无名怒火，随即两人顶起了嘴，争吵中各说各的道理，吵了差不多半个小时，最后我感觉快要崩溃了，便夺门而出……"

我："你老公对你说'赶快下来'，是不是担心你踩着沙发去晾衣服会有危险？"

卉："应该是的，芝麻大点事情，他都看得很重。"

我："可在我看来，他是爱你的，你并不是不满意这点，你不满意的是他对你恶狠狠的态度？"

卉："是的。"

我："那么，在你过往的人生里，有没有被人呵斥过的场景？"

卉："怎么说呢！应该是小时候父母关系并不好，家里也很穷，印象最深刻的一次是父母为了钱的事情，我父亲拿着菜刀要去砍我母亲，当时我有点被吓坏了……我大学时之所以找他做男朋友，是他给了我一个暖男的形象，但他那天的呵斥，让我莫名地恐惧和愤怒。"

我："哦，很可能由于你小时候家庭的原因，当你老公恶狠狠

吼你的时候，虽然你明知道是出于对你的保护，但你还是受不了
他那种语气，因为那勾起了你记忆中父母争吵时所带给你的似曾
相识的感觉——无助和恐惧。由此，我觉得争吵过后你夺门而
出，是你内心深处非常害怕争吵，从而选择逃避。不知是不是
这样？"

　　卉："哦——是的，是的，所以工作中我都很害怕和同事争
吵，一直小心翼翼。"

　　我："这似乎可以解释你的梦里出现过之前的同事。"

　　卉："可能吧。"

　　我："后来你和你老公还有过什么争吵吗？"

　　卉："他后来出过轨。"

　　我："呃——如果可以的话，我希望你能说出来。"

　　卉："我听到这件事情的第一反应是震惊，不相信这是真的。
接着就开始想是不是自己哪里做错了，也许是我焦虑症时让他觉
得难以理喻，我能找到的原因就是这个。但更多的是愤怒。"

　　我："你是怎么知道的？"

　　卉："我老公主动跟我说的。他被那个女孩缠得受不了了，
但是他心里喜欢的还是我，就跟我说了——他希望我和那个女孩
谈谈。"

　　我："嗯。"

　　卉："他给了我一个电话号码，我打了过去，然后约她见了个

面。见面时我很镇定，跟那女孩谈了一些。"

我："你们怎么谈的？"

卉："我说如果你真心喜欢他，那我就祝福你们。但是我告诉那个女孩，他身上有很多缺点，并没有她想象中的那么好。"

我："这似乎很矛盾？"

卉："应该是的，我还不想离婚。"

我："那么你的镇定？你说过你见面时很镇定。"

卉哭了起来，开始了长时间的述说。她说她长得还不错（事实也是如此），只是一直以来都在伪装自己，表现出一副高冷模样，让那些高中时代追求她的男生望而却步。由于从小家里穷的缘故，她甚至找借口不让同学去她家玩，也不希望外人知道她父母是干什么的……卉一边哭一边说着。

我："那后来了？"

卉："后来那个女孩问我还喜不喜欢我老公，我说不确定。她说，她看得出我老公爱的还是我，还说起初见面时怕我打她，结果没有。还说如果我以后想说什么，她可以是一个很好的听众——事情也就这样过去了。直到有一天我带着女儿和婆婆去外面玩，我老公又气势汹汹地打电话来说找不见我们，问我们去了哪里？他的那种气势汹汹，让我再次崩溃，我下定决心准备离婚。为此两人又争吵起来，我实在受不了了，想出去透一下气，结果他一直拦着我，不让我出去，也许他怕我跑了吧。我感觉要窒息了，就拿起剪刀，对他说如果你不让我出去的话，我就拿剪刀扎他。结果他还是不让我出去，我就拿起剪刀，往自己的大腿和小腿各扎了一下。"

我听得有点震惊了。我能理解卉在急性焦虑发作时想冲到外面透气——这种窒息感她小时候在父母争吵时经历过——但没有想到一个看上去文静的女子真会拿起剪刀扎向自己，而且还扎了两下。

我："出血了吗？"

卉："出了很多血，我老公吓坏了，赶紧送我去了医院。直至出了门，我才感觉缓了过来。"

我："其实多半是你老公担心你出门会做出极端的举动。他是爱你的，但是他可能不太理解你。"

卉："也许吧。"

我："后来呢？"

卉："后来事情也就过去了。两人如往常一样生活着，带着孩子，好像也没有什么。直到我这次焦虑症再次复发，他又开始变得小心翼翼起来了。也许我同样也是在小心翼翼，就像是被关在一个格子里，这让我很焦虑，也更难受。"

　　是的，格子。卉一直把自己框在一个所谓的格子里。

　　我："卉，你不必把自己关在一个格子里，通过你之前的叙述，我隐约感觉到你的内心压抑了很多情绪，你不用压抑自己，可以发泄出来的。"

　　卉："那我平时愤怒的时候可以摔东西吗？"

　　我："未尝不可，但似乎有更文明的方式，比如你可以去宣泄室里宣泄，去健身房踢沙袋，或是 K 歌，等等，都可以。更重要的，我觉得是应该修通你内心深处所压抑的愤怒。我隐约觉得，你的愤怒、压抑，可能和你强烈的自尊有关。"

　　卉："是这样的吗？"

　　我："可能我们日后还需更多的时间去探讨清楚。"

　　卉："那好的。"

　　我："目前而言，你不应像是被关在一个格子里，因为那样会更束缚你。"

　　卉："嗯。我也觉得。"

最重要的两点

接受

八年前，我第二次去看心理医生，并不是一开始打算就去的。第一次看心理医生的失败经历给我留下了阴影——我觉得心理医生并未解决我的问题，但更可能的应该是我当初期望太高，急切地想好起来，医生也没有跟我详细说明心理治疗的整个过程。

我那次是咽喉炎犯了，便去了医院，中途路过心理门诊室，就想着要不要进去看看，犹豫不决之际，见候诊室门口坐了许多等待就诊的人，便也就挂了个号，跟着排了队。那时，我已把《神经衰弱和强迫观念的根治法》以及《神经质的实质与治疗》断断续续地看了三遍，大概明白了症状是怎么回事，但人还是会有焦虑和恐惧。

　　许久，轮到我时，我怯怯地走进了心理诊室。一位看上去还算和蔼的医生接待了我，招呼我坐了下来，我这才定了定神。医生问我是怎么回事？我说了一大堆，具体说了些什么现在已经忘了，唯一记得的是我跟医生说我看过森田正马博士的书。医生问我看完书后知道些什么？我说我知道了"顺其自然"。医生说那就可以了。后来医生还跟我说了几句话，现今回忆起来，已是记忆模糊。就这样，我走出了心理咨询室。

　　可是，我那时并未真正明白什么是顺其自然，也许从我口里说出的顺其自然，不过是我说与医生听的一句虚张声势的口号。应该是在半年后，我又断断续续地把森田正马博士的那两本书读了三四遍，才算真正理解了顺其自然是什么意思。

　　接受症状的日文最初被翻译为"原封不动"，意指任由念头在脑海里飘来飘去，不去施加苦与乐的评判，让其自生自灭。而正式出版的中文版为了更符合中国的语境，就被翻译为顺其自然了，其意思依然差不多，还是说的不要去和症状对抗，不去管它，但多了一点人生哲学的味道。如果从提高人生修养的角度来看，翻译为"顺其自然"比照搬"原封不动"的翻译要好很多。

　　但是，做到顺其自然有那么容易吗？实际上却是说得轻巧，做起来时又全忘了，想必起初神经症患者口中的"顺其自然""接受症状"都是一句口号。

　　为什么这么说？因为当他们已经陷入神经症的泥潭里时，起初就会本能地去挣扎、去对抗。一个面临着看似严峻威胁的人，很难一下子就能接受他目前的处境。所以，正常人安慰神经症患者说"不要去想啦""没事的啦""放轻松点啦"，顶多类似于"镇静药"的作用，而且说多了反而不管用了，因为一旦"镇静药"失效，神经症患者反而会越来越恐惧。那个时候，神经症患者也许会想："你们这些没有患神经症的人，别站着说话不腰疼。"这也就是为什么神经症患者觉得不被正常人理解的原因之一。

　　解铃还须系铃人。不管是我患神经症时的切身经历，还是我在与神经症患者咨询时的经验总结，抑或是有关神经症的理论论述，全都表明——"接受症状"是神经症患者的行动指南。

　　为了更好地实现接受这个过程，我将它细分为：起初被动地去接受→渐渐主动地去接受→最后真正地接受（顺其自然）。

　　为什么起初是被动地接受？其实道理很简单，神经症患者可以想象这样一个画面：你已经掉进泥潭里了，哪怕你已经非常焦虑非常恐惧了，但是，显而易见你越是挣扎，就会陷得越深。

　　真正的泥潭就是如此。当年红军过草地时，一些战士掉进了沼泽地，身边未掉进泥潭的战士会赶紧喊："不要乱动！越动，会越往下陷！"所以，神经症患者需被动地接受这样一个事实：哪怕我心里一万个不愿意，可是我已经掉进泥潭里了，任何挣扎对抗都是徒劳的。如此，就是被动地接受了现状。

　　而后，身边的战士就把手中的枪（木棍或绳子等）伸（或丢）给陷进了沼泽地里的战士，从而把陷进泥潭里的战士拉出来。这个时候，身边战士手里的枪等工具就是陷进泥潭里的战士的救命稻草。而神经症患者手里的"救命稻草"，就是本书第一个章节里所说的"精神交互作用"，请读者再去回顾一下。

　　以上是第一个阶段。神经症患者被动接受了症状以后，内心的冲突就会少了一些。比如，失眠患者接受了失眠这个事实以后，可能还会有失眠，但不会那么在意了；又如，余光恐惧症患者不会老是盯着自己的眼睛看了——虽然对余光可能还是会有恐惧；再如，强迫症患者脑子里的强迫思维还在，但是不会再去想竭力消除那些念头了，等等。这个时候，他们注意力就会分散，就不会没日没夜地去惦记着"自己的那点破事"（一位来访者如是说）。

　　假以时日，部分神经症患者会发觉：失眠这么久，好像也没死啊；余光恐惧也没把我怎么样啊；虽有强迫思维，但还是能做事啊。这个时候，他们心里就会宽慰许多，甚至会想，泥潭不过是自己主观想象出来的，好像处境没有那么惨。如此一来，他们的勇气和信心就开始慢慢恢复了，就敢去面对一些曾经不敢面对的困难或是挑战了。当所谓的危险一点一点地在脑海里减轻，他们又会觉得：失眠就失眠吧，有什么大不了的；余光恐惧就余光恐惧吧，该怎么看人还是怎么看人；强迫思维不就是如同音乐吗？它爱怎么来就怎么来。

　　这个时候，他们就已经逐渐过渡到主动接受阶段了。

　　到了主动接受这个阶段，神经症的人相比之前已经好很多了，但还会有点心有余悸，甚至后怕，还会有怀疑或是不确定。恰如一位因胃肠胀气而患了神经症的来访者说的"老师，我现在吃饭肚子不胀气了，胃口也好了，但我真的就这样好了吗？"

　　在这个阶段，神经症患者还有一个有趣的心理，就是不断地去试探自己是否康复了。以曾经的那位胃肠胀气的神经症患者为例，她有时候还是会去想肚子是不是胀气了，胀气的时候有什么反应。直到她确认，就算胃肠胀气，也根本不会影响什么了，她才最终安心下来。如此说来，主动接受也绝非一蹴而就，过程中依然会有点反复，但相较最初，已是完全在神经症患者所能接受的范围之内了。

　　但接着又有了一个问题，如同马斯洛的需求层次理论，很多神经症患者好了后还想更好，以至于有些时候好了伤疤忘了疼。这就是欲望。神经症患者似乎总是对自己抱以太高的期许，结果又会出现一些不能接受的事情。比如，从症状之中极大缓解过来的神经症患者，这个时候会纠结工作、生活、家庭关系，等等。他们情绪一来，可能又会出现一些躯体症状，结果又犯迷糊了。我只好经常提醒他们"老老实实一步一步地走吧，先做好眼前的事情再说，无论如何，不再陷入症状中去，已是当下最好的结果了。"

　　又过了一段时间，神经症患者对于症状的处理做得越来越好，对症状的认知也越来越深刻。如同练习太极拳，起初一招一式显得呆板、机械，慢慢地竟然能打出行云流水的感觉了。过去种种不适的感觉早已如同过往云烟。他们的自信心、勇气、耐力也得以极大地提高。那么，他们就能做到真正地接受了，对待绝大部分事情，也就能顺其自然地看待：该争取的争取，该放弃的放弃；不去太在意他人的看法；该怎么办就怎么办了。

　　到此，他们就真正做到了顺其自然。以至于脑海里都没有了顺其自然这个概念，因为他们就是在顺其自然地生活着。甚至一些曾经的神经症患者和我聊天时也都嘻嘻哈哈的了，还时不时地调侃我几句。

　　他们的脑海里早已没有了预期焦虑和恐怖。就算有，也是一下子就过去了。

　　他们已经完全能顺其自然地看待自己的症状了，没了精神冲突，症状自然灰飞烟灭。

实践

一位女士，自述有拖延症，工作焦虑，起初和未婚夫闹矛盾，情感压抑。她还有很严重的失眠，接受咨询的头两个月里，她的睡眠有所好转，但仍时好时坏。过程中，她一边接受认知以矫正她的思维模式，一边通过实践去加深体会并得以巩固，最终走向了康复。

她用几乎完美的语言总结了实践的整个过程。她说："起初两三个月里，我情绪上的波动如同剧烈跑步时的心跳，忽上忽下的，两端偏离中值很远。倘若以心电图中向上的波形来形容我好时的状态，我会无比留恋；一旦心电图波形向下，我不好的状态又来了，人就会很沮丧，总之情绪波动得很厉害。两三个月后，我的情绪没那么剧烈地波动了，就像散步时的心跳，这个时候，人就舒服多了，感觉自己真的在好转，自己真的有救了。"她一边说着，一边用手势勾勒出心电图的模样。

我说："是啊，几乎每个神经症患者都是这样过来的，他们的情绪和躯体症状，都是在波动中逐渐恢复到平衡。最后，人的情绪就会像是微波荡漾的西湖水，因为人不可能是一潭死水，人每天都会有情绪上的波动，但从此以后就掀不起大风大浪了。"

从这位女士的例子看出，实践的道路并非一帆风顺，起初情绪上的波动是很正常的。

咨询过程中，我常给来访者这样比喻道："起初你们就像一个乒乓球，重重地被砸在了地上，而后弹得很高，但不要指望乒乓球一下子就能落地，它还会惯性地往上弹，再落下，只不过波动的振幅会越来越小。"只要来访者度过了起初看似最艰难的一两个月，他们的康复就会变得迅速起来，咨询也随之轻松起来。这就好比婴儿学走路，起初犹豫不决、要人扶着、踉踉跄跄地走着，稍微走稳一点了，脸上就会笑了，接下来的走路就顺利多了。

细分一下，实践大概有以下阶段：

（1）稳定情绪阶段；

（2）行动力增强阶段；

（3）修正偏差阶段；

（4）症状反复阶段；

（5）认知巩固和内省力发展阶段。

神经症患者从对症状的迷茫无知以及恐惧中，得以正确地认知，一般而言就不会那么害怕了。就像是手中有粮心里不慌一样，也许他们内心还会有所怀疑和不确定，但至少多了一条可供选择的正确途径。所以，起初神经症患者只要不继续恶化下去，就是好的开始。倘若个人的力量不够，可以向专业的人倾诉。一个例子是，一位女士后来回忆道："王老师，起初我和你咨询的几个月里，我一直都在哭，后来也就不哭了。"

接下来，在正确认知的鼓舞或者激励下，神经症患者有了一定的行动力，虽然很弱，但总比裹足不前要好。比如，失眠患者不会整天惦记着失眠，也会做一些家务，睡觉时也会去实践一下"管它睡得着还是睡不着"，等等。例如，一位赤面恐惧的来访者，之前整天盯着十几个恐惧症的 QQ 群看，啥事也不干，当她得知那样只会让她的注意力更固着时，竟破天荒地把家里都打扫了一遍，晚上她老公回来时，笑称："今天的太阳是不是从西边出来了？"

神经症患者在实践的过程中，大多存在着僵硬的行为以及机械的理解，最突出的莫过于他们把一切行动都和治愈症状联系起来。比如，他们把散步理解为就是为了分散注意力，把锻炼身体理解为就是让自己累一点以便晚上睡眠好一点。殊不知，虽然这样做是会给康复带来帮助，但未免太过机械了，而应将这些行为理解为这本是日常生活中该做的事情。

神经症患者有一种很奇怪的心理，就是症状好了许多后，他们会去试探症状，会给自己造成一点恐怖，结果症状就反复了，又有点提心吊胆了，进而又僵在那里裹足不前了。当一个人的耐力、勇气、自信还未被完全建立起来时，由于注意力的固着还未完全打破，因此症状的反复也是不可避免的。

神经症患者在经历了几次反复，不断打破注意力的固着之后，他们由此会获得良好的体验，进一步巩固了正确的认知，这个时候，他们就会不断地加深对症状的理解。最深刻的理解来自体会。同时，他们举一反三的能力会显著提高，对情绪的处理能力也会得以提升，对自己和他人的看法也就会更有适应性，自我力量和自我协调性不断加强，由此便奠定了康复的基石。他们将终生不再患神经症。

附：一位来访者的日记

卉的第一篇日记　2018 年 6 月 25 日

昨天我看完《神经症的自我救赎——我的森田疗法之路》一书，上午试着加了王老师的 QQ，真没有想到他下午就通过了我。我本来认为他根本没时间理我，没想到他这么热心地联系我，了解我的情况后，给我做了第一次咨询。

我有种瞬间放下包袱的感觉，尽管我知道还有很长的路要走，但是他给了我希望。他说我的症状在他的来访者中不算严重的，我没有太高的期望，一年也好两年也好，我都希望自己可以彻底地改变。而且他分析我的问题很切中要害，我非常认同他的观点。我要加强自我力量和自我协调性，我要选择勇敢面对而不是回避自己的问题。我为自己感到骄傲。

今天出差到苏州，路上看了《自制力》一书，我尝试着把压力看做是积攒能量，思考压力背后的意义，以积极的态度对待工作，不去逃避居然也就不觉得烦躁了，而且还颇有成就感。然而，我又产生了很多担心的念头，担心一个人住酒店害怕，担心失眠，因此我尝试着和自己对话，鼓励自己，好像安心了一些。其实我有调整自己的能力，我要更加自信。

点评：很多来访者会把他们信任的咨询师，或是像我这样已经从神经症里走出来人，看成是他们的救命稻草，所以卉有一种瞬间放下包袱的感觉。不过，卉的话语里多少有点虚张声势的意味，她更多的是在给自己打气。

卉的第二篇日记　2018 年 6 月 28 日

昨天医院的抽血报告我没拿，等的时间太久了，我相信不会有问题的。昨晚只吃了半片劳拉西泮片，睡到早上五点多醒了，没事干我就开始刷手机，还是会忍不住去看一些心灵鸡汤之类的，好让自己安心一点。王老师 QQ 里的说说我也全部看了一遍。

快七点了，想想去跑一下步吧，可外面在下雨，我就到楼下走走，和打扫卫生的阿姨聊聊天分散一下注意力。过了一会，老公下来了，他的脸色很不好，我知道他在生气，他说婆婆只知道看电视，他不高兴。然后，他买了早饭回来后又训女儿，说她这几天懒散。我没有去打断他，因为之前我们有过约定，一个人在教育孩子的时候，另一个人不要阻止。

不过，我还是轻声提醒他冷静下来，不要对孩子期望太高。他马上和我大吵起来，说我没有每天坚持带孩子学习英语。我也很生气，我说你每次都对我提要求，总觉得我做得不够好，我为什么要让你满意？他说，我知道你为什么会对你老板焦虑，为什么会有这个病，因为你不喜欢别人给你提要求，你就喜欢没人管你，自己做自己的事，你也不喜欢影响别人，太关注你自己。

我愣住了，觉得他说得对，可我不知道该怎么办？没法把注意力放在孩子身上我很内疚，可又控制不住自己。我刚刚把工作状态调整得好一点，积极地面对老板，尽量聚焦在工作上，现在又要面对孩子教育的问题。

康复的每一步都很艰难，老公说其实我很正常，只是我自己觉得自己不正常，我什么时候能从自己挖的坑里跳出来？好迷茫，好无助的感觉。

点评：卉的日记给我和她的咨询提供了很好的素材。咨询中发现，引起卉焦虑的很大原因来自她的人际关系。同时，卉又觉得很迷茫、很无助，症状再次出现，显而易见，她的第一篇日记里所说的"我为自己感到骄傲"存在着虚张声势。

卉的第三篇日记　2018 年 7 月 1 日

周五和老师咨询完，我情绪一直很亢奋，被老师咨询成功的案例鼓舞，想象着我有一天也可以那样该多好。

不过一整天我都带着功利心试图去排除自己的焦虑感觉，脑子里不停地想老师说过的话，到了晚上整个人都好累，脑袋一片混乱。我想早点入睡却更心烦，又开始刷老师 QQ 里的说说安慰自己。

昨天上午孩子返校，我化了妆和老公一起去送她。下午回来孩子正在午睡，我听着放松的音乐也眯了一会，起来之后突然想找几本书听听，就当是学习也好，一个人下楼在小区边走边听感觉还不错。晚上陪孩子弹古筝也可以投入了，这两天看了一本书是陈坤写的《行走的力量》，原本只是随便翻翻转移注意力的，却发现有很多感悟，原来很多人都是脆弱的，他的人生也是经过了很多经历才变成现在的样子。

我为什么会焦虑？因为我不喜欢自己脆弱胆小的一面，想尽快变成自己理想中强大的样子，可是成长不是一蹴而就的，在这过程中我得允许自己害怕恐惧，慢慢地去改变。我可能还是会很着急，可能暂时也没办法去接受，但是我已经有了进步，哪怕只是一点点，也应该为自己感到骄傲。

点评：嗯，很显然卉变得理智起来了，不再虚张声势，有点基于事实地肯定自己了，也许还会有摇摆。

卉的第四篇日记　2018 年 7 月 3 日

这两天想通了几个道理：

（1）与其一直关注怎么解决我的难受，还不如不难受的时候做些让自己开心的事。难受的时候就告诉自己反正会过去，这样可以提高我的忍耐力。

（2）对于睡眠不应该关注时间，而应该关注质量，昨天三点醒也没感觉特别疲劳，今天睡到六点反而有点昏昏沉沉，但是这些也都是暂时的感觉。睡眠是动态的，不能以恒定的标准非要每天都睡满八小时。

（3）我的思维的确是夸大了事实，是灾难化的联想。生完孩子后睡不好是每个妈妈都有的，可我却不能忍受，还急着想办法解决，以求达到我理想化的状态，后来百度搜索到"产后焦虑""产后抑郁"就往自己身上贴标签，进而害怕焦虑，陷入了恶性循环。

这一次又是因为联想到上次的经历，有负面情绪不知道该怎么调节，总觉得不解决自己的性格缺陷就没有安全感。我好像很容易在意让我不舒服或者不好的事情，极力排斥它并且聚焦在上面。

不知道我自己的分析对不对？

　　点评：很对，卉的内省力很强。不过她举的例子太多，也许她还是有点急躁。

卉的第五篇日记　**2018 年 7 月 20 日**

　　昨天我们一家从干尼亚回到了伊拉克利翁，中午我们一边走着一边找餐厅吃饭，当大家都走累了的时候，我看到一家餐厅好像还不错，大家就一起进去了。没想到餐厅是绝好的观景台，我们一边吃饭，一边看着港口和古堡，非常惬意。我也终于吃了些绿色蔬菜，这两天嘴巴舌头都起了很多泡。

　　吃过饭，我们打车前往订好的民宿，老公说主人家里有两只拉布拉多犬，我和女儿都很期待。到了民宿，我们被克里特人的好客深深地感动了，他们把房间的每个细节都安排得像家一样，冰箱里有各种吃的。还给我们准备了防晒霜和润唇膏，房间里还有台球桌和各种娱乐设施。最可爱的是两条狗狗，特别喜欢和我们玩……

　　今天房东还开车送我们去了机场，老公做了个番茄牛腩送给他们作为感谢。这两天时间真的过得很开心，除了睡觉的时候我还是会担心一下，其他时间几乎恢复了正常状态，没有焦虑，没有纠结。

　　到了机场，安检之后我去免税店扫荡化妆品，我发现我的性格真是太急了，买化妆品这么开心的事情我都忙着凑优惠，非要买到最合适的，搞得自己又紧张起来。不过与来的时候路过免税店什么都不想买的状态已经好太多了，有的时候觉得自己很搞笑，就像一条猎狗看到了目标就全身紧绷去追，不仅是工作，而且生活中也是。来到希腊感受到了他们的慢生活，我要向他们学习"take it easy"。

我到底在急什么呢？

点评：不只是卉着急，绝大多数神经症患者都着急，可是着急没有用。其实卉应该庆幸，五次咨询后，她有勇气出国旅游了，过得还不错。但是，显而易见，卉说"非要买到最合适的"，她身上存在着普遍适用于神经症患者的完美主义。

卉的第六篇日记　2018 年 7 月 23 日

今天是来北京培训的第一天，老师讲得很轻松，我也感觉收获很多，人的性格被分成六种，我比较突出的是可靠性，喜欢有计划清晰的目标，这种性格的优点是很有效率，注重结果，缺点是适应性不够。

在冥想环节，我脑子里出现的画面是我最好的状态——工作的时候游刃有余，生活也能平衡，和家人一起开心生活。我仔细地回想了一下我恐惧的事情，好像都是觉得我没有信心掌控，又放不下。我想成为淡定自信勇敢的人，这种欲望太强烈了。

晚上回到酒店，我又开始害怕自己一个人，其实这就像失眠，我所害怕的都是一个念头困在了心里，遇到某个场景就冒出来。而我想回到没有这些念头的过去，不过好像这也是不切实际的欲望。

开完了会，我躺在床上听"喜马拉雅"上王老师的音频，我更加体会到超脱现实，而不是有太高的期望，可能很难一下子调整过来，我的信心也不足，可是也要一天一天做下去。

点评：卉明白这点就好。咨询中我跟卉说，人哪有那么完美的，不要什么事情都非得做好，这样可能反而会带来自我否定，很多知识女性都存在着这种倾向。

卉的第七篇日记　2018 年 8 月 2 日

老师，我总是在找自己身上的毛病，总是觉得自己的状态不对，肯定自己很难，否定自己却太容易了。

我想明天咨询还是您来主导吧，我不再诉苦了，感觉并不能解决本质的问题。

点评：是的，如卉所说，她对我咨询中所说的还是保持怀疑和不确定。既然这不能解决本质问题，那下次就还是我来主导吧。

卉的第八篇日记 2018 年 8 月 14 日

今天是我三十五岁生日，这个下午有点想哭。昨天咨询过后，我告诉自己只要自己能忍受难受就是好的一天，这句话让我好一点。

慢慢来是我唯一的方法，我还没有接受这个事实，心里会挣扎、急躁。或许时间是解药，终有一天我可以笑看现在的自己。

昨天女儿游泳又呛水了，我安慰她说妈妈也有很多害怕的事情，妈妈也要努力去克服。我很高兴她可以告诉我她的感受，而不是憋在心里。我想做她的心里依靠，让她觉得任何时候都有妈妈的爱和支持。我不知道这是信念还是理想化的期望，不管怎样为了她我也要加油！

点评：卉明白要慢慢来了。事实上，她比最初惶恐时的状态好多了，只是出于完美主义，她还想更好，自然过程中就会急躁。

卉的第九篇日记 2018 年 10 月 21 日

王老师，好久没有发日记给你了，这两天把你的书又重新看了一遍，才发现自己原来一直都做错了。我想把我的感悟写下来，请你帮我看看我的理解是否正确。

（1）我现在才真正意识到我的欲望太高了，对于精神上的和身体上的痛苦都抱着一种害怕的态度，把正常人都有的痛苦放大了很多倍，并且认为都是我的焦虑造成的，焦虑好了就一切都好了。我始终都没有勇气接受症状，接受痛苦，上瘾似地不停地看书和听课只是为了寻求安慰而已。我希望通过改变认知就能尽快走出。我还有很多理想化的只有自己有而别人没有的想法，然后否定自己。我应该允许症状和想法存在，不去纠缠。就像昨天我去上跳舞课，今天浑身酸痛疲劳，我就不去多想了，这很正常的啊。

（2）完美主义，也就是存在着很多非黑即白的评判。我一直认为自己没有完美主义，其实是对自己不在意的人或事。我特别排斥自己认为不好的事情，新闻上说的加班猝死，我就一定要平衡好工作和家庭。工作上没有达到我的期望我就会充满怨气，老公说话方式不合我心意我也会生气。换句话说就是不懂得妥协和柔软，对待事情和人都太简单，太机械化了。

（3）自我为中心，其实咨询了这么久，我可以说一直处于来回徘徊，信和不信之间。你说的话有的时候我听不太进去，或者感觉说得那么简单，我就自己去查去研究，也是自大的表现，但同时又不自信自己可以走出来，非常矛盾。仔细想想我的确有很大进步，比如现在开车完全不担心了，坚持陪孩子学习上课，生活和工作都没有影响，或许还是得益于我的行动力比较强吧。

这一次的深刻体会希望我可以牢牢记住，不断巩固，谢谢老师！

点评：卉的这篇日记，距离上一篇时隔两个多月。卉没有那么火急火燎了，她对症状的理解也越来越深刻了。

这篇日记之后，卉没有写过日记了，也不再把我当成她的救命稻草了。卉已经做到 60 分，及格了，她基本上从焦虑之中走出来了。剩下的，就是需要不断去巩固，把成长交给时间，因为成长是一辈子的事情。

人生

活着的意义

"你说，人活着到底为了什么?"菲今年三十六岁，受过良好教育，有着一份体面且收入颇丰的工作，看上去还不错，却问出了一个哲学问题。

我:"你是什么时候想起这个问题的?"

菲:"应该是前年秋天，我走过一条落满枫叶的小道，心里涌现出一丝淡淡的忧伤，便随手捡起一片枫叶，拿在手中翻看，枯萎的叶子上印着碎碎的纹路，已然没有了夏日里的生机。我突然觉得人就像叶子，总归会从树上落下来似的，心里涌现出一种莫名的恐惧，感觉有什么东西在揪着心脏，让我喘不过气来。我赶紧往前跑，直到冲出小道，走进马路上的人群中，才稍微缓过来些。后来的事情，我之前跟你说了，就是三个月后，患上了心脏神经官能症。"

我点点头，说："嗯，我记得的，你接着说。"

菲："现在我的心脏神经官能症好得差不多了，因为我知道那不过是自己在吓自己，仅此而已。但是，我还是会想起那天我为什么会恐惧，也许是数月前，我一直在思考着人活着到底是为了什么。我恐惧的本质，似乎是在人存在的意义上出现了迷茫。"

菲是一个内省力很强的人，和她谈话时我无须多说，大多时候只需点头表示认可。菲还是一位程序员，她的话语如同程序一样简洁，干脆且少有修饰。

我："更早的，比如在你读书的时候，或是刚参加工作的时候，有想过这个问题吗？"

菲："应该没有。那时我忙于学习和工作，没有时间去想这些事情。"

我："你有没有试图从书中去找寻过答案？"

菲："看过一些书，众说纷纭。"

我："书中怎么说的？"

菲："有的书中说人生就是一场修行。有的书中说人活着就是要实现自我、创造价值。有的书中说人最好要有点信仰。除此之外，还有一些身心灵之类的，具体讲了些什么我也想不起来了，可能那些不重要，我也不感兴趣。"

我："书上说的对你有帮助吗？"

菲："当时觉得有帮助，过了没多久，又感觉不是那么回事。"

我："比如说？"

菲："比如说，人生是一场修行，我之前所有的努力，似乎印证了这一点。但想想又觉得不对，如果是对的话，那我就已经知道存在的意义了。"

我："你有了一份体面的工作，也做出了很好的成绩，看上去似乎已经实现了自我，创造了价值，你是这样认为的吗？"

菲："差不多吧，所以书上所说的这点对我没什么用。"

我："你有信仰吗？比如宗教之类的？"

菲："看过一些佛学方面的书，但谈不上是信仰。"

"呃……"我犹豫了一下，"那么你想听听我是怎么认为的吗？"

菲："可以的。"

我："原谅我才疏学浅，我很难引用哲学观点来解释这个问题，只能从中国传统文化的角度稍做阐述。我认为信奉儒家的人，会以为天地立心，为生民立命，为往生继绝学，为现实开太平作为他们的人生哲学，或许他们活着的意义就在于此；信奉佛家的人，会以慈悲为怀，度己或同时度人为人生目标；信奉道家的人，会以修身养性作为他们的人生追求。也许我解释得不够全面，也不够准确，只是举例而已，我想表达的也不只是这些。倒是我之前看过一篇文章对我触动很大，文章的标题是《没事别随便思考人生》。我觉得太对了，日后有想不通某些事情时，比如人生，我就骂一句'去他×的'，也就不想了。"

菲笑了笑，没说话。

我："虽然我哲学素养不深，但不妨碍我过得快乐。我所理解的生活应是多元的：有工作就会有娱乐，忙碌过后自然需要休息，等等。比如我做完你的咨询，会去散一下步，而后回来看一下书，再去睡觉。一觉醒来，又开始了第二天的生活，因此存在的意义于我而言，就是过好生活的每一天。而你之所以在取得外人看来不错的成功之后，反而不知道为什么而活了，可能是因为你之前太努力，只顾着学习和工作。就像开着车行驶在高速公路上，只顾朝前开，而忽略了沿途的风景，结果开到尽头了。如同你已经取得了不错的成绩，却不知道前方的路在哪里了。"说到这，我顿了顿。

菲听着，但依然不说话。

我便接着说："但是，直至生命的终点，前方的路一直是有的，而且沿途的风景各有千秋。我们童年时代天真无邪，风景就是哪里有好吃的、好玩的；高中时代的爱情很清纯，很美好，风景就充满着懵懂与内心的悸动；结婚了，路上的风景就是和灵魂伴侣一起相濡以沫；等有了小孩，风景就变成了陪伴着小孩快乐成长，这也是一件有趣的事情；等小孩长大了，翅膀硬了，远走高飞了，也许沿途的风景就变成了旅游，或是去参加一些公益活动；最后退休了，风景就变成了和好友一起找家养老院，聊聊天，看看书，或是夕阳西下的时候，陪着老伴一起看看日落，也蛮好的。"

菲点点头，嗯了一声。

我："事实上，你已经找到答案了，比如你开始想去学跳舞，那就去吧，那就是你当下沿途的风景，活着的意义。"

菲："嗯，我大概明白了，那我试试吧。"

两周后，菲告诉我，她的拉丁舞已经跳得不错了。

菲说："我不打算去思考活着的意义了，这个问题等我到了六七十岁的时候再去想吧。或许那个时候也不会特意去想了，因为说不定自然而然就想通了。"

我笑着说："要是那时你把活着的意义参透了，别忘了告诉我哦。"

菲也笑着说："好的。"

活着的意义，多数就是活着。

情感应是流淌的

以精神分析的观点，一个人的焦虑其实很早就有了。

一位女士跟我说，在她十岁那年，就担心患病的母亲想不开，母亲每次出门，她都会跟着出去，以防母亲做出不理智的行为。她说，那时她的内心，就像灰蒙蒙的天空一样让人沮丧。

等她到了 18 岁，她离开了家去上大学，其间她常给大伯写信，因为大伯的来信总是能给她带来温暖，就这样，她在一种温暖中读完了大学。

25 岁那年，她经历了一段不愉快的恋爱经历，出现了抑郁，她生平第一次服用了抗抑郁药，后来在家人的帮助下，半年后她缓了过来。

26 岁那年，她结婚了，但老公一直忙于事业，她一直操持着家务，内心深处却渴望老公能够给她温暖，她认为她的老公有时不解风情，于是夫妻之间也就有了冲突。她转而把注意力投射到儿子身上，开始严格要求儿子的学业，对儿子的教育充满了焦虑。

在她 43 岁那年，儿子从学校里跑出来了，她在后悔与自责之中，再次出现了抑郁，而这一次，比她第一次抑郁时更严重。

纵观她的情感经历，她的第一次受挫来自对母亲的担心，焦虑性人格由此形成；而她的第二次受挫，来自她的第一次恋爱失败，让她渴望获得温暖和关爱的心，被无情地拒绝了；最后的一次受挫，来自她儿子的退学，这一次让她备受打击。

另一位女士，她跟我说，她小时候读书成绩很好，自尊心获得了极大满足，因此她那时候很自大，也很自负。不过她有一个漂亮的姐姐，姐妹俩走在一起，旁人总是会夸赞姐姐的漂亮。她觉得姐姐有着一双漂亮的双眼皮，而她是单眼皮，于是在她中专毕业那年，动了一个双眼皮的手术，结果手术很不成功，为了遮掩，她戴了好几年的墨镜。

从那个时候起，她有了转变，由自负变得自卑起来。等她到了谈婚论嫁的年纪，她的双眼皮手术留下的后遗症还未痊愈，她非常担心她的未婚夫会因此退婚。到了拍婚纱照的前几天，她如实跟未婚夫说了，结果未婚夫毫不在意，她心中的石头总算落了地，看似人生迎来了转机。可是婚后没多久，丈夫之前的女朋友找上了家门，她也从中得知丈夫婚后依然和他的前女友保持着不恰当的联系。为此，她很愤怒，潜意识里再次出现了自卑。她的精神世界里似曾相识地再次呈现出了竞争失败——第一次是和她美丽的姐姐，她为此做了一个不成功的双眼皮手术。此后，她和丈夫的婚后关系一直很紧张。

　　此后，她无法原谅她的丈夫，抛开道德的一面，本质上是她无法忍受自己的再次受挫，从那以后，她变得越来越追求完美，越来越在意他人的看法。以至于她演讲时，偶然的嘴角微动也让她觉得很不自然。

　　纵观这位女士的情感经历，她的第一次受挫来自潜意识里的自卑而做了一个不成功的双眼皮手术；而她的第二次受挫，看似是丈夫婚后还和他的前女友保持着不恰当的联系，其本质是她潜意识里认为自己再次竞争失败了。

　　一位正读大一的学生，有着非常严重的强迫思维，他上课时老是怀疑老师讲得不对。比如他上物理课时，总是觉得似乎有更好的解题答案——我比喻为他是在研究牛顿第四定律（事实上牛顿只有第一定律、第二定律和第三定律）。他说我的比喻恰如其分。但是，有什么法子呢？为了考试及格，他不得不听老师的授课，按照老师所说的去做题。而他的内心，因为有了自己的那一套，也就有了极大的冲突。或许，他的这种质疑精神，日后能让他表现出惊人的科研能力。

　　我问他过去在学习上经历了什么样的刺激事件？他回答说，在他8岁那年，他的父亲老是撕掉他的作业，只要有一个错别字就撕掉，从而他开始恐惧自己做得不够好，开始质疑自己，以至于到了后来，开始质疑了他所认为的是对的东西，包括老师的授课。

　　纵观他的情感经历，最严重的受挫，就是父亲屡次撕掉了他的作业。

　　回到最原始地触发一个人后来成长失败的那个点解决问题，应是最好的修通。于是，我对第一位女士说，倘若那个时候报以乐观的心态去看待她的母亲，也许就不会有她后来的焦虑性人格了。我对第二位女士说，倘若那个时候不要太去在意她人的看法，不必拿自己看似是短处的单眼皮和姐姐漂亮的双眼皮进行对比，也许就不会有她后来非得去动双眼皮手术的事了。我对那个学生说，倘若当时这样想，作业撕就撕了吧，也许就不会有他后来的强迫症了。

　　从情感受挫的最原始的点上，换个角度去看待问题，就能以新的良好的思维习惯和行为模式，来取代一直以来固化了的适应不良的思维模式和行为习惯。这条道路，充满艰辛和阻力，但为了破茧成蝶，我们有时候不得不这么做。

　　一个人情感的形成至关重要，儿童的教育更应注重人格的培养。可是，人生就是如此艰辛，我们错过了最初得以矫正的那个点，日后的道路注定要比常人艰难。

　　然而，生命本是一段旅程，错过了一个站，只要下一站还有重新上车的机会，那依然可以顺利到达终点的。

　　一个人不能因为过去的一些痛苦经历，而总是活在过去的痛苦之中，这样的人生，未免缺少了翻篇的能力。毫无疑问，每个人的内心都不想这么生活，现实生活中却又一直这么生活着。这就是精神的拮抗作用，能让一个人在改变和故步自封之间，出现了来回地摇摆和冲突，也就有了思想矛盾。所以，一些整日里唠唠叨叨的，揪着过去的一些事情不放的人，更多的是活在过去的记忆之中，或是潜意识里一直被过去痛苦的经历所操控。

情感应是流淌的。古希腊哲学家赫拉克利说"人不可能两次踏进同一条河流。"如果这句话太深奥，那么另外一个显而易见的事实是，人体血液会在三个月左右全部更新一遍。修通情感的堰塞湖有很多方法，比如忘却、在生活中不断用快乐的事情来替代、举行一个仪式来和过去划清界限而后向前看、重新审视过去，等等，都是可以的。

就像一个身体健康的人，有着旺盛的新陈代谢一样，一旦修通了情感的堰塞湖，让情感自然地流淌，人的心理也就会有更多的释然、更多的愉悦和平和，从而人就能遵循生命的本意，更好地生活在这个世界上了。

由此，早年的焦虑、压抑、创伤，也就无法左右一个人的现在和未来了。

焦虑很早就有了，那又怎么样！

孤独

美:"我时常感到孤独,不知道怎么了,总是融入不进去。"

我:"哦,说说看。"

美:"我不想回家,逢年过节,单位里的同事都回去了,但我不想回去。"

我脑子里闪过"温暖"一词。一个不想回家的人,可能是在家里感受不到温暖,又或许,家给他带来了某种伤害。曾有一位来访者跟我说,她只要大学毕业能赚到钱了,就不回家了,因为家带给她的只是母亲的斥责和神经质般的不可理喻。经后来的询问,发现她的母亲有性格偏执,以及获悉她父亲喜欢板着脸。她还说她读研究生的哥哥也有类似想法。我想,倘若她那当主任的律师父亲听到了,不知会做何感想。

我:"为什么?"

美哇的一声哭出来了,接着号啕大哭,她应该是压抑很久了。

哭完后,美说:"我是被抛弃的那一个。"

我:"——听上去让人感到难过——如果可以,希望你能说具体一点。"

美："我在很小的时候被送人了，原因是我们那个地方有点重男轻女，父母想生男孩，我是很多年后才知道这件事情的。"

我："如果你不想回亲生父母家的话，你可以回你养父养母家的。"

美："我没有养母，只有养父。"

我："哦。"

美："我养父很坏，很坏很坏的那种。"

我顿时明白了，她在养父家遭遇到了不幸，她不可能再回养父家了，一丝怜悯油然而生。

我："这事有谁知道吗？"

美："没有人知道，你是唯一知道这事的非当事人。"

我："嗯。这事过去多久了？"

美："七八年了。"

我："那你这七八年怎么过的？"

美："一直在外飘着。"

我："你有朋友吗？"

美："之前有，现在没有了。"

我："为什么？"

美："不知道怎么和人相处，总觉得自己有点古怪。我谈过两个男朋友，但最后都分了。"

我："你知道分手的原因吗？"

美:"可能我不是在找男朋友,我只是在找一种安全感,因为这么多年来,我一直孤身一人在外面有点怕。"

我:"嗯。"

美:"我该怎么办?"

我有点迟钝了。我该怎么回答? 我想说这个时代似乎已经被贴上了孤独的标签,但这只会给美带来伤害。我想告诉美,人都是需要朋友的,应该去结交一些朋友,但这对美好像不那么容易实现,因为美之前说觉得自己有点古怪。我很希望美不是以安全感为目的,而是以男女朋友或是以爱情为目的去交往,但这好像化解不了美目前的困境——她目前还没男朋友,也就显得有点遥远了。

我想了想,说:"如果可以的话,我来当你的听众。因为我觉得,如果一个人在孤独的时候,有个听众也许就不会那么孤独了。同时我还觉得,一些事情说出来后,不再憋在心里,人也会好受许多。"

美又哭了起来,说:"太感谢了,我很久没有这样和人说过话了。"

我:"不用谢,这是我应该做的。"

美止住了哭:"嗯,我心里好受多了。"

美后来和我说了她的许多事，大多时候我只是静静地听着。

一天，美问我："这些事情可不可以告诉我姐?"

我："你之前和她有联系吗?"

美："有过。"

我："你们说过些什么?"

美："她希望我逢年过节能回家。"

我："她还是惦记你这个妹妹的，不妨告诉她吧，也许她知道了，会帮助你更多。人在艰难的时候，有人能给予帮助总是好的。"

美："嗯，好的。可是就算我告诉她了，我还是不想回去。"

我："为什么?"

美："因为我怕村子里的人问起，为什么我不回我养父家?我怕他们说，你看你爸妈当初都不要你了，你还回来干什么?"

有时的孤独，也会源自太在意他人的看法吧。我所接触的几位社交恐惧症患者，问及他们的内心，大多回答是孤独的。他们不敢社交，沉溺于网络，时间久了，反而会更孤独，然而，有时候我们也可以享受孤独，或与孤独同在，就像2018年诺贝尔文学奖获得者石黑一雄，在享受孤独的时候，完成《被掩埋的巨人》《长日将尽》等旷世巨著。

我想了想，说："我给你出个主意怎么样？"

美："嗯。"

我："倘若有人问你，你就说你养父已经组建新的家庭了，不好再去打扰。有时候我们需要善意的谎言，或许于你而言根本谈不上什么善意，你本就可以不去的。"

美："这样——也不错——我心里踏实了许多，那我就跟我姐说，中秋节时我回去一趟。"

我："嗯，挺好的。"

美最终回去了。

回来时，美跟我说："回去了几天，似乎心里放下了许多事——好奇怪啊。原来我一直想回去又不想回去，等我回去了，才发现也就是那么回事，也没有人问我。亲生父母对我不算热情，也许是他们愚昧吧，如果他们不愚昧当初也就不会把我送人了。"

我："嗯，那么，说说你回家的感受。"

美："我不知道该怎么说，好像是放下了一些事情吧。我一直恨他们，恨他们为什么当初要把我送人。可当我回去，看到他们衰老的模样，好像还有点愧疚，突然之间就不想恨了。"

我："挺好的。有些时候，与其在内心百转千回，倒不如去试一试。"

美："可是我离开家的那一刻，还是会孤独，又有点焦虑了。"

我："当然会的。终究我们每个人都要离开父母的，分离焦虑自孩童时期就有了，一个常见的现象是父母把小孩送去幼儿园，起初大部分小孩都会撕心裂肺地哭，我的女儿就这样哭过。所以——"

美："你的意思是不是说，我终究还是要在我生活的圈子里去找朋友，去找寻我的快乐。"

我："差不多是这样的。我觉得慢慢地你不那么焦虑了，也不那么伤感了的话，可以尝试着去交朋友。当然，你不要抱着强烈地想去摆脱孤独的愿望，因为理想和现实总是会有落差的。倘若你暂时找不到朋友或朋友不在，那么没事的时候你就一个人看看书、跑跑步、做做家务，也能排解孤独。"

美："好的，我会这样去做的。"

迷茫

曾今年三十四岁，两个月前他患上了焦虑症，由于就医及时，吃了一个多月的抗焦虑药物后，曾说他睡眠好了不少，躯体症状也几乎没有了，但还是不知道未来的路在哪里。

我："曾，你是做什么工作的？"

曾："一名工程师。"

我："能详细说一下你的工作经历吗？"

曾："我本科读的是土木工程，研究生也是。毕业后进入了一家大型施工企业，好像是性格原因，我不太适合从事工程行业，之前研究生毕业时可以选择留校，但我不喜欢教书，也就放弃了。"

我："什么性格原因让你觉得不太适合从事工程行业呢？"

曾："有点内向——你知道的，我看了你的书，书中说你原来也是一名工程师——要接触各类人，有时候还会有很多突发情况，经常加班，很晚才能回来。"

我："嗯。你干这一行多久了？"

曾："差不多十来年了。"

我："你是最近这几年才厌倦的？还是很早就不喜欢了呢？"

曾："最近两三年我当上了项目经理，工作上的事情愈发多了起来，所以——可能我之前也不是很喜欢，但学的是这行，也就只好干这行了。"

我："那么，呃——我通俗来说——是为了钱？"

曾："差不多吧。"

我："你现在是不是有了点钱，想法也就多了起来？"

曾："目前也不是说有多少钱，不过房子和车子都有了，也没有贷款。"

曾说到这里，我想起 Google 的老板说过这样一句话，他说，他的公司不怕同行挖人，因为他可以开出比同行更丰厚的报酬，怕的是 NASA（美国宇航局）和美国政府，虽然薪水低，但可以提供比 Google 更大的舞台，很多年轻人不是为了钱，而是为了梦想。

我："曾，我想知道你的梦想是什么？"

曾："我想写小说。"

哇！曾的梦想和我的如出一辙，我最大的梦想就是希望自己能够写出一部伟大的小说，而且我已动笔两年，改了又改，但依然不满意，只好暂时搁置在一边。我想，等我哪天经济实力更雄厚一些，时间更充裕一些，我非常希望自己能够背着包，到处旅行，在旅途中完成我的小说。就像村上春树在旅途中完成了他那部著名的《挪威的森林》一样。

我的内心在荡漾——人遇见知己总会这样，但表面上却若无其事。我是咨询师，不能把自己强烈的主观色彩投射到来访者身上，我得保持中性。

稍微平复内心后，我问曾："你想写什么类型的小说？"

曾："想写玄幻类的，比如当下流行的网络小说。"

我："那么——我想知道你之前是否有这方面的积累，比如你之前读书的时候，有没有看过一些小说，或是有练过自己的文笔？"

我似乎问得有点多余，很多著名作家并非科班出身，倘若一个人有着细腻的情感、天马行空的想象力、创造力和艺术的思维，假以时日，是有可能写出伟大的作品的。如郝景芳，她写的《北京折叠》就很好，而她是清华力学物理系本科、经济学博士出身。又如卡勒德·胡赛尼，他写的《追风筝的人》是一部伟大的作品，而他本人毕业于医学系。

曾："没有。"

我："嗯，这也没关系。不过，你为什么选择玄幻类的主题？"

曾:"我向往自由自在的精神世界。"

曾一针见血,说透了。

我:"那你有构思了吗? 或是动笔了没有?"

曾:"没有,都没有,因为没有时间。所以我很想问问你,我
是否需要辞职? 我有点打不定主意,或者说我很迷茫,因为我很
清楚写作这条路并不好走,成功的毕竟只是极少数。"

我:"你有高级工程师证吗? 或者一级建造师?"

曾:"都有。"

我:"那么你是否可以考虑换个工作节奏没那么快的工作,
比如教书之类的。"

曾:"我一点也不喜欢教书,倘若我喜欢,研究生毕业后就选
择留校了。我甚至碰都不想碰与工程有关的了,我宁愿自己没考
一级建造师。"

看来,曾是真的累了。

之前我有一位来访者,她本科想学法语,结果报考中山大学
差了两分,最后读了一所金融院校。她在某银行工作了二十余
年,但内心深处一直不喜欢这份工作,为此她非常迷茫,便问我
是否可以辞职? 我得知她儿子已就读于某所知名大学,丈夫工作
稳定,家庭也有一定的经济基础,便对她说:"如果你仅仅是为了
钱而工作,我觉得大可不必了,你可以去做你喜欢的。"没多久,

她辞了职，选择了做义工以及她所向往的美好生活：插花、欣赏艺术、听讲座，看上去蛮不错。

但是，我很难给曾明确的建议。毕竟曾才三十四岁，精神的自由需要建立在一定的物质基础之上，很多人何尝不希望来一场说走就走的旅行，现实所迫，只能暂时忍耐。

也许最好的选择，应是学会苦中作乐吧！

我："曾，你辞职或不辞职，我可能没法给出明确的建议，我也不是什么人生规划师。不过我想说的是，人有的时候是会很迷茫的，婚姻、爱情、学业、工作，等等，都有可能让人产生迷茫。你写小说也好，继续干路桥也好，可能你还需要更多时间去考虑这个问题，只不过我不希望你在焦虑时匆忙做出决定。如果你考虑清楚了，你希望去追求你内心的向往，那么有个前提，就是你得有足够的心理承受能力，去承受你的选择可能会给你带来的一些不利后果。当然，我觉得一个有本事的人，如你，不妨尝试着先去做做，实在不行再回来呗，也许这就是我的建议。"

曾："那好的，老师，我会记住的。"

这一次咨询后，曾再也没有找过我，或许他心里已有了答案。

金钱

有这样一个说法：太穷的人不适合当心理咨询师。这句话的意思倒不全对，不能说贫穷的人就不能当心理咨询师，而应是说心理咨询师的第一目的绝不能为了钱。

如果有谁说不喜欢钱，而他既非富豪、人生也还未达到一定境界的话，就未免显得有点虚情假意了。古语有云：君子爱财，取之有道。钱能够满足人基本的物质需求，能够让人过上体面的生活。

金钱还能维系一个人的自尊，维护和增强自尊在所有的人类活动中处于核心地位。当下，不乏贪慕虚荣以及拜金主义之流，从心理学角度而言，这类人的自尊反而更脆弱了。

如今社会保障体系还不够完善，人的焦虑有很大一部分来自于生活的压力。对生活的焦虑，其实就是对金钱的焦虑，适当的焦虑反而有利于生存，因为这会催人上进。

但过度的焦虑以及过度的不安全感，就是不对的了。

敏就是这样一个例子。

敏："老师，你的咨询费能打八折吗？"

我："不可以。"

一般而言，除了学生群体，我很少给来访者折扣。心理咨询需在一定框架内进行——来访者通过付费购买咨询师所提供的服务，偏离了框架，咨访关系有可能会变得混乱，这也就是咨询师一般不会为亲人或熟人提供咨询的原因。

敏："求你了。"

我："你很缺钱？还是?"

敏："……"

我："那是为什么?"

敏："我很在意钱，求你了老师。"

我有点于心不忍，便说："好吧。不过接下来你得把这个问题说清楚。"

敏："嗯。老师，我一点也不缺钱，甚至可以说是有钱。"

我："那你为什么在意?"

敏："我也不清楚。"

我："你回忆一下，你是从什么时候开始在意的?"

敏想了想，说："我记忆最深刻的就是小时候偷我父亲的钱，那时我父亲开了个加油站，生意不错，他每天回家都会把钱放在一个抽屉里。有一次，我忍不住偷了一百元，结果第二天父亲没有发现，我又接着去偷，最后偷了有好几万。我把钱藏在一个罐子里，也舍不得花。似乎从那个时候起，我就开始有点在意钱了。"

敏的这番话使我想起了守财奴葛朗台，但她似乎又不是，倘若真是守财奴，就不会愿意花钱咨询了，便问道："那你知道自己为什么要去偷钱吗？是出于好玩？还是……"

敏："我真的不知道，应该不是好玩。"

我："你小时候经历了些什么？比如你父母对你好吗？他们之间的关系好不好？"

敏："啊！你这样问，我想起来了，在我偷钱之前我母亲就经常给我钱，似乎她是在用钱来表达她对我的爱——嗯，很有可能。她那时的注意力全在我身上，因为她和我爸关系不好，两人经常吵架，他们吵架时我特别害怕。吵完架，我爸夺门而出，我妈就在一旁哭泣。哭完，她就对我说，走，敏，我们拿上钱去买好吃的——对，应该是从那个时候起，我就喜欢上了钱。"

我明白了，出于家庭缘故和敏母亲潜移默化的影响，潜意识里，敏把钱当做了一种安全感，她觉得钱能让她安全。

后来，敏和我的谈话也印证了这一点。那一次，敏说，她不小心摔碎了一个价值五百块钱的杯子，心疼不已。她母亲见状，安慰敏说没事的，随即从口袋里掏出五百元钱给了敏。敏还说，甚至她有时候望着自己一岁大的女儿，就会心生恐惧，因为她觉得等女儿长大了，那么她存的那一大笔钱将有可能会被女儿分享，但作为一个母亲，她又为自己有这样的想法而深感羞耻。

敏的恐惧症就是这样来的，归根结底，来自于她的不安全感。

我："可金钱不是万能的，你不过是以此来获得安全感。"

敏："……"

我："倘若叫你不那么看重钱，你能做到吗？"

敏："做不到，因为我害怕。"

我："你害怕什么？"

敏："我害怕失去，害怕自己孤零零。"

我："目前你有老公，还有孩子，是这样的吗？"

敏："是的。"

我："你老公爱你吗？"

敏："爱，很爱……"接着，敏详细向我述说了她的爱情经历，也是出于强烈的不安全感，她最终选择了她目前的老公。

我："可能，金钱只是表象，你需要解决的是你的不安全感，这需要时间和过程。"

敏："啊！要多久？你不要吓我。"

我："请相信，我毫无要吓你的意思。"

敏："那好吧。"

我和敏咨询了几次后，敏退出了。

我知道缘由，也许敏并没有做好要咨询的准备，这从她的付费模式也可以窥见一斑。

此后，敏把我从微信上删除了。

五个月后，敏再次加了我微信。

敏："王老师，有些话我说不出口，说出来我怕你骂我。"

我："不会的。"

敏："王老师，我记得我还有一次的咨询费用在你这里，你能否退给我？我深知自己这样做很不好，但是只要我想起这件事，就很焦虑。我老公也于心不忍，他怕我不好说出口，打算由他来说，但我想了想，还是我自己来说吧。这不是我故意要这样做的，之前我为了一张美容卡，卡里还剩下一点钱，但我不想去了，也是焦虑不行，后来也是等把钱退给了我才安心……"

我："敏，你不用解释了，我知道你并不是为了钱，我可以把钱退给你。"

敏发来一个惭愧的表情，说："谢谢你，没想到老师你这么大度。自从和你中止了咨询，我再也没有找过其他咨询师。原因如你之前所说，我还是没有准备好。我想等我准备好了，再来找你。"

我："嗯，这样最好。"

　　我和敏就此别过。

　　希望敏有朝一日能够把她心里的不安全感解决，这样一来，她对待金钱的态度亦会迎刃而解。

宽容

经常遇到这样的情况，一些患者加了我的 QQ，给我留言，希望能得到我的帮助。我有时忙于一些日常事务，未能及时回复，当我打算回复时，却发现患者已把我删除了。通常我摇摇头，笑上那么一下。当然，也有一些患者，时不时嬉皮笑脸给我 QQ 上来上几句，哪怕我不曾回复他们。如果读者还记得之前所说的幽默，无疑他们已具备了一定的幽默能力。

印象最深的一位来访者，几次咨询后，她为她的裹足不前而无比愤怒——咨询师需要有较强的心理承受能力去应对咨询过程中的阻抗——从而发泄到了我的头上。

我对她说："如果愤怒有助于你问题解决的话，你尽管发泄你对我的愤怒吧。"

她反而冷静下来了。

接着我对她说："如果你选择宽容我——尽管我此前已经告诉过你咨询师并非万能的——其实也就宽容了你自己，因为你不会那么愤怒了。"

她说我是对的。

　　我有过这样一段经历。有一年我去昆明办事，由于交通不便，便搭了一个摩的，要求摩的司机把我送到我说的地方，等到了地方却发现此地荒无人烟，原来目的地已经错过了。于是我要求摩的司机折返一段路程。结果，摩的司机提出要加价50%。她给出的理由看上去有点荒谬：（1）虽然她是要返回去，但载了我肯定得多耗一点电；（2）路程虽只有三百米，但要按新的载客费用算。

　　我听了，气不打一处来，便与她理论了几句，结果她不依不饶。这让我更生气了，但瞬间我冷静下来，不再生气了，按她所要求的费用给了她。之所以如此，源于我脑海里经历了这样一个思维过程：她的处事风格可能就决定了她的人生格局（寻求一种心理平衡）——那我为啥要用她的低素质来惩罚自己呢（自我保护）——我宽容了她，就等于宽容了自己（获得正解）。

　　一位来访者跟我说了她的这样一段经历："有一天，我和我二姨刚下楼梯，走到马路上，结果楼上有人倒了一盆水下来淋到了我和我二姨身上，我们往上一看，是四楼倒下来的。因为我二姨夫是当官的，她二话不说，拉着我上楼理论，结果四楼那个人也是当官的，反而嘴硬。打了110，110也就和稀泥，气得我二姨回家直骂我二姨夫官当得还不够大。后来，我二姨家和四楼那家还为此闹了矛盾，许久都不说话。我那时候就想，等我长大了，非得当个什么官，弄不死你。"

我："可你现在当官了没有？"

她："没，却有了完美主义，总是要求自己更好、更好、更好，结果反而把自己给整焦虑了。"

是的，她反而把自己给整焦虑了。我便把我的那段经历说与她听，同时也告诉了她我脑海里的思维过程。她听后若有所思，觉得理应如此，日后应该这样做。

请读者记住，我的那段经历中，起初我也是有情绪的，而后选择了宽容。我最初拟定本章节的标题为《感恩》，倘若我这样

想："我应该感谢她把我送到了目的地，那我怎么能够对她发火呢？给她钱便是了。"如果我的人生修养达到了一定的高度，也许我会那么想，但是我目前还达不到，硬要我那么想的话，反而会导致我的压抑。

我经常跟来访者说，目标要设定合理。如果非要自己起初就去完成触不可及的目标，其结果反而会给自己带来挫败感。成长是一辈子的事情，我们的人生能打到六十分，虽然还不够完美，但足以保证我们不再患神经症。我所说的六十分，其实就是哪怕康复后，症状再次出现，这个时候，只需学会处理症状就可以了。

所以，我后来把本章的标题改为了《宽容》。

存在应激焦虑的人时不时会惹出大麻烦，这类事情时常见诸报端：医闹时把医生打了，滥用公权把老师扣押了，小事起了大

冲突结果造成流血斗殴等。倘若他们理解并践行了宽容一词，或许结局相比之前会好很多。我们每个人的潜意识里，总是试图按照自己的意志去衡量他人。他人理应按照我设想的来，如果没有，那么我就要愤怒，就要较真，就得耗到底，这当然是不对的。另外，单方面的只去要求别人宽容自己，而自己不去宽容别人，这就更不可取了。

弗洛伊德创造性地运用了"防御"一词，究其本意，人所做的绝大部分事情都是为了保护自己。在矛盾即将激化、场面变得不可收拾的时候，人要适时懂得"止损"，"宽容"一词也许就能起到关键作用。

——你不是在宽容别人，更多的是在宽容你自己。

抉择

回想我当初患神经症时，因害怕自己会从楼上跳下去，把居住的房子给卖了，为此损失了很多钱。后来，咨询中一位健康焦虑症患者跟我说，他把收藏的铜钱和铜镜丢进了垃圾桶，因为他觉得那些铜钱和铜镜是死人用过的，不吉利；还有一位恐惧症患者，把一份很好的工作辞了，倒不是她觉得工作有多难，只是因为她的恐惧症就是在工作期间出现的。这样的例子，于神经症患者而言，可谓屡见不鲜。

神经症患者有时会归因错误（就是把因果关系搞错了），这很大程度上源于他们内心的不安全感。常人很难理解这种不安全感。神经症患者的内心，如同一个士兵孤身一人置于敌方战场，放眼望去，草木皆兵。倘若有阵风吹动了他身边的一根草，他就会误认为是一杆枪，这个时候，就要开始"拔草"了——把房子卖了，把收藏的铜钱铜镜丢了，把好的工作辞了，"大难"当前唯有弃车保帅。神经症患者起初最好不要去做涉及金钱、工作、婚姻之类的重大抉择。因为基于错误的归因所做的抉择往往是非理性的、不客观的。

一位被焦虑困扰的女士，起初曾跟我说她想离婚，因为在她眼里，丈夫几乎等同于零。我笑着对她说："从你之前的讲述来看，等同于零有点夸张了，多少比一条宠物狗要强一点吧。这段时间里，你就不要去考虑离婚这件事了，还不如找朋友聊聊天，或是去玩一玩。"她笑了，末了把我的话告诉了她的闺蜜，结果她的闺蜜也笑了，说她找的这个咨询师话虽糙，但至理。

　　我的本意，并不是想劝她离或是不离——终究这是要她自己决定的，我是想待她从焦虑中缓过来、恢复了理性，再去重新审视她的婚姻，而后抉择，便采取了"以时间换空间"的策略。神经症患者需给自己留有足够的时间，先让自己处于一个相对宽松的环境，让自己思考问题不那么极端，保持理性，再做抉择。

　　过程中做点自己喜欢做的事情，对此我的一位来访者体会颇深。她跟我说，让她度过艰难日子的，是她做着一些快乐的事情。虽然她是学金融的，但是她很不喜欢从事金融行业。我从和她的谈话里得知，她喜欢一种自然而又随性的生活，便鼓励她可以做点自己喜欢做的事情。她跟说她喜欢做甜品，后来她也这样做了，渐渐地，她从对失眠的绝望中走了出来，更多地感受到了快乐。未来的一段时间里，她打算开一家咖啡店，既迎合了她的兴趣，又让她有事可做。神经症患者起初只要能够让自己动起来，就是一件好事，当还无法做到苦中作乐的时候，就先去做点自己喜欢做的事情吧。

　　在抉择方面，神经症患者还会面临类似于囚徒般的困境，卡在一个点上永远出不来，很像强迫症患者的思维，不断地在原地绕圈圈。这就是神经症患者大多喜欢纠结，有着拖延症的原因，事实上他们所做的每一个抉择起初都是有点艰难的。

　　最终的抉择是一个不断和自己妥协的结果。禅的智慧，就是要与自身达成和解。利弊可以不断权衡，但绝对没有一个近乎完美的答案。所有商业合同的签订，都是谈判双方不断妥协的结果。在与自身的妥协方面，应该把接受现实摆在第一位。正如精神分析里所说的自尊，都是在自尊之前冠以"基于现实"这四个字。遵循自己的本心，适合自己的就是最好的，同时又能勇敢地去面对，这就是最好的抉择。

幸福婚姻的源泉

　　一位结婚十余年的女士，在微信上给我留了一段言：之前单位的一个同事，现在已是一把手了，在再次和我见面时，竟然说他那个时候喜欢我，并且说单位里很多男同事都喜欢我，还说我在单位里是数一数二的。天啦！回想那个时候我是多么的自卑，从来没觉得自己哪里好，所以被一个"渣"男追到，现在想想都觉得恶心。再说这个同事，基本是接近我理想中的人，现在他每次见面总是愿意多和我说会话，我依然能够感受到他的热情……我又想起那个时候有个家境好人又幽默的男孩，也很喜欢我，后来也因为见我跟了那个"渣"男，就没有表达出来。

　　这位女士口中说的"渣"男，我详细询问过她，可以如下定义：脸皮很厚，很懂得赞美人，但是德行较差。他曾骗老人的钱，被这位女士看到了，最后两人也就分手了。所以，这位女士一直都用"渣"男来形容她当初的男友。从那以后，这位女士更加不自信了，因为她自觉没有选择对的人，而后便随便找个人嫁了。

　　为什么很多已婚的女性来访者，谈及情感经历，起初都觉得被所谓的"渣"男骗了？这真是一个值得让人深思的话题。

　　一般我的回答是："也不能称之为骗，至少那些'渣'男在当初追你时，你感觉自己就像一块玉一样被人发掘了，你是感受过快乐的。之后就有点云里雾里了，那个时候才觉得被骗了，照这样说，你只是没有被对的人发掘而已——"我接下来的话，就像回答那位女士的留言里说的："那些喜欢你的同事，事后才说出来，在我看来真是傻×，他们为什么当初不把对你的爱，那时就大声地说出来？"最后，我反问她："你的自卑，似乎才是本质的问题。"

一位化名为鸣的研究生，目前已是美国某所知名大学的在读博士生。鸣的家庭不富裕，他最初的自卑感来自家庭。鸣在大一时有过一段恋爱，结果被对方抛弃了，这段恋情给鸣留下了很大的阴影，此后就更加不自信了。于是，鸣觉得他不配得到好的事物。

后来，鸣办出国签证期间，遇到了一个他很喜欢的女孩，还把他和女孩的聊天记录发给我看了。女孩情商很高，还很会表达，当她得知了鸣的经历后，对鸣说："往事不可谏，来者犹可追。过去的事情就让它过去，拥有翻篇的能力很重要。就像读一些内容不好充满负能量的书，快速翻过就好，没必要一直藏在心里，给美好的事情多一些空间和回忆。同时，我不是很喜欢你说不配这个词，你应该记住不是你不配而是你值得拥有，因为你足够好，所以值得拥有更好的人、事、物。不懂得珍惜你的人是她的损失，不是良人何必强求，更没必要影响你后来的情感或者生活。"

可惜的是，女孩没能收到美国大学的录取通知书，签证也就没有办下来，两人也都不能接受异地恋情。

鸣问女孩："如果不是异地的话，你会喜欢上我吗？请慎重回答啊，这关乎我的自信心啊！！！"

女孩又回复鸣说："会啊，直接追了。"

鸣再问："我哪里好啊，我怎么不觉得。"

女孩说："第一，你人品好，这是我最看重的；第二，三观正，当然还有一点是聊得来吧，不然都是尴尬三句话就说完了，也是难长久的；第三，家教良好，有涵养而且后天受到的教育也好；第四，在你身上可以看到未来，你的专业很好，有前景，你科研能力又强；第五，性格超好，特别温柔，特别有耐心；第六，执行能力强，这是成功人士必备特征；第七，博采众长，从善如流；第八，格局大眼光远。"女孩最后还来了一句："我要是你，不骄傲就很好了。"

看完鸣和女孩的聊天记录，我不禁心生感叹，对鸣说："也许我治好了你的焦虑，让你有勇气出国，去面对陌生的环境，但真正让你恢复自信的是那女孩啊！或许那些话，只有从异性的嘴里说出来，你才会更加相信其实你已经是很不错的了。如果在你出国期间，你们都没有找到合适的，我觉得你可以考虑回国后再去追她。倘若即便不如此，我也有理由相信，日后你能自信地去面对未来的爱情了。"

　　很多神经症患者不幸的婚姻大多来自最初的错误选择。而最初的错误选择，则来自早已潜藏于心的心理问题。自卑，是很大的一个因素。由于自卑或是在恋爱中经历过失败的人，多数的结局是随便找个人结婚了，因为他们没有勇气去选择自己想要的。他们不敢确定自己是否被异性喜欢，哪怕他们已经足够优秀，也很难在内心认同自己。随之而来的，还有自我封闭，如同一个人蜷缩在一个角落里，视野也就局限了，遇见合适人的机会也就少了很多。

　　幸福婚姻的源泉之一，就是无须自卑，要对自己有所期待。

　　遇见一个能够欣赏自己、包容自己的人，是一件多么幸运的事。但这首先需要自己迈出第一步。爱情本没有对错，有的只是适合或不适合。遇见适合的人，不行也行；遇见不合适的人，行也不行。道理就这么简单，简单得如同油菜花盛开在春天，石榴花盛开在夏天，玫瑰花盛开在秋天，梅花盛开在冬天，一年四季都有花开，每一季的花都有人喜爱。就算路边一朵不起眼的野花，也会有人爱。

　　什么才是适合自己的人？如果已在婚姻中度过了一段时日，这个答案就会清晰许多。他们事后会得知，婚姻中想获得的，绝非轰轰烈烈的爱情。爱情只是婚姻的一部分，婚姻更多的是相濡以沫。起初的爱情，很大程度上都是荷尔蒙的作用。

　　和另一半相濡以沫一辈子，首要的当属三观一致。价值观是一个很难违背的命题，有着共同人生观的人，更能找到生活的乐趣，因为目标一致，所以分歧会少很多，也会懂得尊重彼此。脱离了这一点，不管何种缘由，如来自父母的压力，或是来自于年龄的压力，或是起初因为眼缘、感动、孤独，或是因为荷尔蒙的作用随便找个人结婚了，都会导致婚姻的不幸福。

　　幸福的婚姻肯定是需要彼此相互包容的。越是懂得包容的人，婚姻会越幸福。没有一百分的人，只有五十分的两个人。完美主义是神经症患者的通病，可这样一来，婚姻生活中的包容心就会少了很多。

　　同时，神经症患者又是以自我为中心的。例如，一位来访者因丈夫婚后的一次出轨，耿耿于怀了十多年，但她又不想离婚，如果没有出轨这件事，她是爱她老公的。在接受咨询过程中，有一次她自我反省道："与其说偏执，还不如说我自恋。"她无法忍受老公的行为，这已然违背了她的价值观，虽然婚前没有谈清楚，但是婚后她由于不能很好协调，故而她一直处于痛苦而又纠结的婚姻当中。

　　幸福婚姻的源泉之二，需价值观相近，更需彼此相互包容。

　　婚姻不能被理想化。多数剩女乃至"剩斗士"的悲哀就在于此。她们可能太过于理想化了，宁缺毋滥，不将就。这种理想化来自内在的视觉图像，总有那么一个完美的影子，与现实生活中的人，在不断地进行对比。

我曾给一对夫妻做过咨询，咨询过程中，女士说："我看不起他，什么事情都跟我对着干，到了最后，他得了比较严重的肾病，觉得是这么多年来，一直受我的气，把自己给气坏了……但有一段时间里，我又害怕失去他。那段时间里，他工作干得很好，很出色，各方面都像个男人，这个时候，我突然感到很恐惧……"

这是一种怎样的心理现象？稍加分析，女士现实中的丈夫和她理想中的丈夫有很大一段距离，故而她看不起，选择和丈夫作对。一旦丈夫接近理想化的人——像个男人了——她又觉得高处不胜寒。

曾经，有一位离异女士跟我说，她喜欢李彦宏（百度的老板）那样的人。我对她说，倘若李彦宏出现在了你的面前，你又是否有勇气说出你对他的爱，或者，就算你说出来了，他又会不会爱你？她沉默了。

故而，幸福婚姻的源泉之三，不能把婚姻理想化。

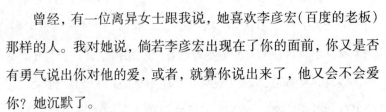

在最初的婚姻选择方面，一个人的外表、才智、学识、修养，会为他赢得更多的机会。

但让他赢到最后的，却是心智的不断成熟。

欲望

　　叔本华在《作为意志和表象的世界》一书中指出：欲望的满足总是受到条件的限制，以及欲望的沟壑难填。从精神分析的角度看，"自我"一直在协调着"本我（欲望）"和"超我（道德）"的矛盾。一个人的欲望永无止境，如不加以约束，定会泛滥成灾。

　　神经症患者一个最强烈的欲望就是急切地想去摆脱痛苦。森田正马博士是这样解释痛苦的：所谓痛苦，它是一个抽象的名词，是一个与快乐相对应的词语。它和前与后，明与暗相同。如果中止其相比较的关系，此类词语的意义立刻丧失。例如，当患者自己现在的立足点不再存在时，那么针对患者的现实，前与后这一组概念也就不复存在；再如当患者的视觉不再存在时，那么对患者现在感受到的明与暗这组对应的概念也就不复存在。可见它们都是分别在其特定条件下表示着它们原本有的自然状态。不加苦与乐的评判，听其自然的话，也就没有谁善、谁恶、何是、何非的判断。在这个时候，就没有痛苦的倾诉。这种情况，可以把它看作"身在山中不见山"。即当患者进入痛苦之中，对痛苦听之任之，患者已经感受不到当初感觉到的那些所谓的痛苦。简而言之，没有对比，就不会有痛苦。

　　不过，神经症患者总是会问，"怎么可能不去对比？之前就没有诸如头痛、失眠、不安等诸多问题，而现在却无比煎熬。"这是因为人都有本能的求生欲，辅以灾难化的联想，故而会本能地挣扎和对抗。于是，森田正马博士进一步阐述了"生的欲望和死的恐怖"。他解释道：在生与死、欲望和痛苦之间，实际存在着种种繁多的思想认识或不同的人生观。并且客观地理论地进行评判时，虽然可以形成一定的思想认识，但是一旦触及人生的现实，就又会在欲望与痛苦之间发生思想冲突。有的人陷入情绪上的伤感，迷迷糊糊、束手无策时，在主观上就是佛家所说的妄想，成为烦闷或烦恼。这样客观上及主观上观察的结果，经常出现大量严重的龃龉或矛盾。我们把它叫做思想上的矛盾。当然他们之间会存在很大的差异。因为观察者未能首先确定自己进行观察的立场。根据相对论原理，若不首先确定观察者的立场，对所有现象的观测就都变得不可理解了。正像我时常指出的那样"多数哲学都是思想游戏"，那些把主观和客观混杂在一起、脱离实际机械呆板的理论，对于我们日常生活不起任何作用。反倒由于思想矛盾脱离了实际而带来严重的危害……可见，生的欲望和死的恐怖本就是一对矛盾，神经症患者（观察者）首先要确定观察的立场。生与死就如佛家所云"诸行无常，生者必灭"。正解应是既不放大死的恐怖，又不由此产生不符合客观规律的生的欲望。

　　进一步来解释欲望的各种表现形式，于神经症患者而言，

"生"可以表现为：没有各种各样的千奇百怪的躯体症状、没有疾病、没有烦恼、家庭幸福、爱情美满、人际关系和谐无比，等等，如同"西方极乐世界"。由此思维就丧失了理性，立场不再存在，反而会带来"死的恐怖"。而此时的"死"可以表现为：极度不安全、情绪低落、缺乏行动力、悲观绝望，等等。

　　一位因健康焦虑引发急性惊恐发作的人，内心深处的想法就是赶紧从炼狱中逃离出来，此时"西方的极乐世界"就是拨打120急救电话。如果他理解了生的欲望和死的恐怖，并得以践行，那么他的思维里应形成了这样的认知：每个人都希望健健康康长命百岁地活下去，但这是不可能的；也没有谁说不怕死，怕死也是正常的。基于这样的立足点，他将不再有思想矛盾，内心没有了冲突，当然症状就会得到极大缓解。

　　正确而又客观的立场对于每个人都很重要。医学上对失眠得出的结论是失眠不会导致死亡，因为没有绝对失眠一说，所有主诉整日整夜睡不着的失眠患者在科学仪器的监测下，隔一段时间都会有几分钟的短暂睡眠。神经症患者之所以要去挣扎、对抗，就是想要急切地摆脱症状，归根到底还是"生的欲望"过于强烈，以至于强烈到违背常识。例如，一位来访者不经意间脸上出现了一丝皱纹，进而担心皱纹增多，由此联想到了衰老，最后发展到每天照镜子时都会恐惧。我问她："你想让你的肌肤如同你少女时代那般光洁无瑕吗？然而，愿望是好的，事实上却是不可能的。"

　　欲望过于强烈和剧烈，就不再仅仅是对自己的肯定，相反会进而否定自我。神经症患者扪心自问，是否也曾在心里憎恨过自己无能？这就是我经常说的不要去夸大"生的欲望"的原因，一旦夸大，反而会产生"死的恐怖"，遵循生命轨迹自然而然地活下去就行。

　　真正的人将对自我有所期待。这个时候，不论对什么事情，都可以发挥出他自身的最佳适应性。也就是说，在某一阶段，做那个阶段适合自己做的事就可以了，适合自己的就是最好的。

未来

身边有多个朋友，已是中产阶级了，却对自己的事业前途以及孩子的教育充满焦虑。这就是当下流行的中产阶级焦虑。

当下社会，中产阶级有着更多对未来的担忧，他们既要赶超位居前面的人，又得担心后来者居上。这就是中产阶级人群，没有活出中产阶级精彩的一个重要原因。

我的一位来访者（莺），高中毕业后先是去了一家酒店，当起了服务员。莺的一位朋友是上海证券交易所的一名交易员，后来自己开了公司，没多久她便去了朋友的公司，帮朋友整理一些股票信息，并做成小册子。干了没多久，莺发现这份工作并不适合她，恰好此时，莺的一位同学的父亲开了一家药材公司，急需招聘业务员，莺就去了。其间，莺发扬了吃苦耐劳的精神，经常一个人扛着一大袋药材，不辞劳苦地搬上车，从一个城市去了另外一个城市，又搬下车，而后分发给各大药店。这段时间里，为了提高销售额，莺每晚都带着一点小礼品，去陪值夜班的医生闲聊，以此赢得了医生的好感。

此为故事背景。

我问莺："那时你有没有焦虑？"

莺说:"有啊。像我一个女孩家的，每次都要搬那么一大堆货物，就有点头疼。不过第二天起来，该搬的还是要搬的。"

我:"那你有没有想过以后会怎么样了？继续这样搬下去还是?"

莺:"没有想过这个问题哦，就想着要怎么样去打开市场。"

我:"好，你接着往下说。"

莺接着往下说了，由于她的努力，业务做得很好，她也不像一些推销员那样世故圆滑，而是保持着纯真的本色，反而很受医生的欢迎。有一天，一位医生跟莺说，法国的一家医疗器材公司要招人，如果她想去的话，可以帮她引荐。莺想，有个学习的机会也挺好，便再次辞了职，带着近三年稍微攒下来的一点积蓄，去了那家法国公司，在那里莺接受了很多培训，学到了很多东西，干得也不错，后来还自学了大学课程。其间，莺还认识了很多同行，有一天，一个同行给莺出主意说，其实她可以自己去代理医疗器材。莺一听，也觉得可行，这几年的工作经历，让她认识到国内的医疗器材市场前景很不错。莺就再次辞了职，自己开起了公司。

……

我问莺:"那你有没有担心万一公司开不好怎么办?"

莺:"没有啊。开不好就算了呗，可以换家公司重新干。"

我赞美道:"真是湖南辣妹子性格啊。"

　　莺笑了笑，说："无知者无畏罢了。我倒是有点像辣妹子性格，读书时就风风火火的，同学也不敢惹我。所以我都不知道我后来是怎么患上焦虑症的。"

　　我："那你接着说。"

　　莺接着说了。公司经营得很好，莺赚了很多钱，就给了一些钱给她母亲，她母亲拿着这些钱，在莺所在的一线城市买了好几套房，又让她赚了很多钱。后来，一位合伙人找到了莺，有意想和莺一起开公司。莺也就同意了，不过那个合伙人存在着偷税漏税的情况，还卖不正规的医疗器材，给莺留下了一个烂摊子。莺这时就很焦虑了，但是她再次发扬了吃苦耐劳精神以及她后来所学到的聪明才智，竟然也把公司的麻烦事摆平了。

　　我赞美道："莺，你真厉害。"

　　莺："其实那几年还是很不容易，有时候也焦头烂额，但我还是挺过来了。我想，事情总是会处理好的。"

　　我："嗯，你接着说。"

　　莺又接着说了。从那以后，莺觉得有点累了，加之她有了两个小孩，就把公司给转手了，用赚来的钱转而做一些投资，结果也还不错。

　　问题就出在莺对小孩的教育上。几年后，莺的两个小孩长大了，读书不怎么上心，惹得莺火气比较大。莺觉得公立学校过于严苛，不太注重因材施教，就让两个小孩上了私立学校，打算让他们出国读书，由此对小孩的教育——与其说教育，不如说担心孩子的未来——有了严重的焦虑。莺望着两个小孩常头疼，持续了很长一段时间后，莺失眠了，最终她的焦虑症暴发了。

莺从焦虑中康复得很快，从莺的过往经历中可以看出莺是一个行动力很强的人，三个月左右，莺就康复了。

等莺从焦虑之中康复过来后，我问莺："你自己就是这样一步一步走过来的，过程中也没担心自己的未来，可是涉及你的孩子，你反而担心起来了。"

莺："是啊。真是很奇怪的心理。"

我："也许你觉得你的经历让你受了一些苦，不想让孩子跟着受苦；又或许是你当初没有读大学，为了弥补自己内心这一方面的缺失，所以很焦虑孩子的学习；也许还出于对递弱代偿原理的恐惧，你担心你的后代不如你，害怕他们此后在竞争中失败。"

莺："是啊，可能是担心他们自己在竞争中失败。"

我："可是，又怎么会呢。纵观你的人生，你一步一步努力地往前走着，若不是你孩子的教育问题导致了你的焦虑，你好像过得可以啊。"

莺："可能是我错了。"

莺康复后，便没有和我联系了。

我也不知道她有没有改变她对小孩的教育观念，但是我知道，她应该不会太为此焦虑了。因为，她自身的成长经历已经告诉了她应该作出何种选择。

　　人生就像一场旅行，旅行途中遇到一些难事，如同跋山涉水，会让人产生焦虑，但一个人只要具备一定的耐力、勇气，以及信心，只要不被自己打败，就能完成这趟旅行。

　　达摩大师在《悟性论》中有云："凡夫当生忧死，临饱愁饥，皆名大惑。所以至人不谋其前，不虑其后，无念当今，念念归道。"意思是，一个人活着的时候就想着死亡，吃饱了却想着挨饿，都是大错特错。因此，一个人不去思虑过去和未来，就是正解。这就是活在当下，人积极地过好每一天就可以了。

　　对于未来，真的不必有太多的焦虑，这样只会让自己更痛苦。反而，适应过程中的一些焦虑，立足当下，就是人生最好的选择。

几点忠告

懂得越多并不一定越好

我在咨询中发现，懂得越多的来访者其康复的道路反而越曲折。如果一个人能把所学知识做到融会贯通，意味着他梳理和处理信息的能力以及逻辑和推理的能力很强。但这一点神经症患者大多不具备，由于注意与意识的固着，或是急切地想去寻求某种答案，哪怕他们此前聪明绝顶，也很大可能会将简单的问题复杂化。

懂得越多，倘若不能消化，就越会堵塞大脑。例如，有一位名医给一位饱腹中药的患者开出的第一张药方，只是一味甘草，因为名医觉得不能再用药物去加重患者的肠胃负担了，而应先清理肠胃。对知识消化不良的后果是会让认知变得混乱，如同一位患者所说，看了太多的书，脑袋却成了垃圾桶，反而无所适从，不知孰是孰非了。

保持认知的简洁性好处在于，你可以重新在一张白纸上作画。

等待

当你被称为神经症患者时，你的不良情绪已经累积有相当一段时间了，所以问题不会一下子被解决，虽然你心里万般不愿意。但等待的好处在于，当你逐渐恢复理性时，看似杂乱无章的问题也许就能迎刃而解了。更大的好处在于，你不会陷入更深层次的焦虑中去，也就不会觉得自己深陷症状变得更加烦躁不安。

神经症的经历很有可能让你蜕变，让你重获一个更精彩的自己。但罗马不是一天建成的，你得给康复留有一定的时间。

请不要把等待理解为懈怠，等待并不是什么事情都不做，日常该做的事情依然要去完成。

实践

最深刻的理解来自体会，这是一句至理名言。最重要的不是你懂得多少，而是在正确方向的指引下，你能前进多少。在实践的过程中，你的认知和行为会被逐渐匹配起来，最后就能做到知行合一。

附录：书中所提到的心理治疗法

精神分析治疗

精神分析逐渐被定义为：一种期限不定的、努力去理解一个人所有核心的潜意识想法、愿望、担忧、冲突、防御和认同方式的一种方法。

精神分析一般从理解人格结构开始。弗洛伊德认为人格结构由本我、自我和超我三部分组成。本我即原我，是指原始的自己，包含生存所需的基本欲望、冲动和生命力，它是一切心理能量之源，本我按快乐原则行事。自我即现实中的自己，是自己可意识到的执行思考、感觉，判断或记忆的部分，自我的动能是寻求"本我"冲动得以满足，而同时保护整个机体不受伤害，它遵循的是"现实原则"，为本我服务。超我，是人格结构中代表理想的部分，是个体在成长过程中通过内化道德规范、内化社会及文化环境的价值观念而形成，其目的主要在于监督、批判以及管束自己的行为。超我的特点是追求完美，所以它与本我一样是非现实的，超我大部分也是无意识的，超我要求自我按社会可接受的方式去满足本我，它所遵循的是"道德原则"。

自我在本我和超我之间起着协调作用。精神分析通过梦、自由联想等手段，让本我（潜意识）里最层次的、最幼稚的、非逻辑的愿望和渴望浮现出来，最终上升到意识层面，用自我的理性去审视它们。由此，自我也在协调着超我中的无意识。

精神分析经过不断发展，有了众多学派，这里不做介绍。本书引用的是弗洛伊德的经典精神分析理论。

认知行为疗法

认知行为疗法是认知疗法和行为疗法的统称。认知行为疗法认为，人的情绪来自人对所遭遇事件的信念、评价、解释或哲学观点，而非来自事件本身。

贝克（A. T. Beck）通过其建立的认知模型，总结出不良的行为与情绪源于患者的负性思维以及适应不良的核心信念，通过矫正患者的负性思维和适应不良的核心信念，患者就能客观的评价他所遭遇的事件，从而脱离不良的情绪体验。

实施过程中，认知和行为相辅相成，并没有明显的先后顺序，且认知行为疗法对神经症和抑郁症患者的心理治疗较为简洁和高效。

认知行为疗法的有效性证据

	认知/行为疗法	人际关系疗法	家庭干预疗法	心理动力疗法
抑郁症	√	√	○	?
恐慌/恐惧症	√	○	○	○
广泛性焦虑症	√	○	○	○
特定恐惧症	√	○	○	○
社会恐惧症 强迫症	√ √	○ ○	○ ○	○ ○
创伤后应激障碍	√	○	○	?
厌食症	?	○	?	?
暴食症	√	√	○	○
(部分)人格障碍	√	○	○	√
精神分裂症	?	○	√	○
双相障碍	?	○	○	○

关键摘要：

√ = 疗效的明显证据

? = 疗效的部分有限证据

○ = 目前效果不好(注意：缺乏有效的证据来证明疗效，并不一定说明它无效)

资料来源：[英]大卫·韦斯特布鲁克著，方双虎译.认知行为疗法技术与应用

[M].北京：中国人民大学出版社，2014.

森田疗法

森田疗法是由日本著名的精神科医生森田正马(1874—1938

年）博士于 1920 年前后创立的一种精神疗法。

　　传统的森田疗法为住院式疗法，分为四期，目前极少使用，更多地采用门诊形式进行。森田疗法的核心认知和认知行为疗法的核心认知并无较大差异，但更能体现出东方文化的特点，如森田疗法里面融入了"不安常在""平常心是道""无所住心""活在当下"以及被归纳为森田疗法精髓的"顺其自然，为所当为"等。故而，森田疗法亦被称为东方的认知行为疗法。

　　森田疗法的出发点是把神经症患者当作社会上的一个正常人而不是患者来看待。森田疗法把烦恼当作一种自然的情感，强调要顺其自然地接受它。森田疗法通过"疑病素质"和"精神交互作用"让患者明白症状只是其主观感受而非客观存在，认真去体验就能使主观和客观逐渐调和。森田疗法以治愈神经症患者的症状为出发点，引导患者在实践的过程中理解痛苦，并通过提高人生修养来陶冶性格、改善性格基础，最终达到彻底治愈。

后记

　　五年前的某一天，我漫步在某所大专院校的校园里，突然间很想写点什么，倒不是我有太多想说的，只是觉得是否可以把自己之前的那段神经症经历记录下来留给他人借鉴？但绕行了校园一圈后，便放弃了这个念头，因为我非圣贤之资，虽心怀为往圣继绝学之心，却苦于无著书立作之能。

　　我所说的圣贤，便是森田正马博士。他自十岁开始，因偶见寺庙里的地狱图而引发死亡恐怖，导致他心神空幻迷妄，梦境接连不断，后来一发不可收拾，成为一名神经症患者。由此，他此后的大半生潜心医学，终成一代宗师，创立了森田疗法，并著有《神经质的实质与治疗》《神经衰弱和强迫观念的根治法》等诸多著作。

　　曾经，在我患神经症那段非常难熬的日子里，森田正马博士的上述两本书给了我莫大的帮助和鼓励。我常把它们放在枕边，以便心生恐惧或意志动摇时拿出来翻阅。一年多时间里，我翻阅森田正马博士的上述著作六七遍有余，通过对书中所述的不断领悟，并加以实践，终于走出了神经症，且体会颇深。

　　然而，要使体会变成文字，又能跃然纸上，绝非易事。自那天有了写书念头之后，我时常惦记着这件事。大学宽松的教学时间给了我很多阅读的自由。于是，我再次重读森田正马博士的著作，并参阅相关书籍，一路跌跌撞撞，其间幸得中南大学湘雅二医院曹玉萍教授指点，三年后竟也写成了《神经症的自我救赎——我的森田疗法之路》一书。

　　我出书没有太多目的，只是心想，倘若有缘人偶然拾来翻看，从中有所获益，将是我人生之大幸。如有一己私念，那便是我也希望在茫茫人海里，在众多神经症患者之中，有那么三两个人阅读后能对我怀有感激之情，一如我当年在痛苦和迷茫中感谢森田正马博士的著作那般。

　　可喜的是，书虽写得不好，但陆陆续续有读者向我发来邮件表示感激。有一位读者说，这本书在他最难受、最迷茫的时候为他指明了方向，这更加给予了我莫大的鼓励和安慰。而后，又不断有读者进一步向我寻求帮助，最终他们中的大部分人，在历经磨难过后也都成功走出了神经症。

人生若只如初见，倘若时光能倒流，我会对十年前的我说："王国栋，你其实还可以的，不要那么悲观，一步一步往前走就可以了。"现今仍为时不晚，历经了神经症，我完成了一段人生的华丽转身，更能深刻地理解我当初想说给自己的这句话了。

于是，我很想对那些从神经症走出来的人说："人生若只如初见又能怎么样？不还是照样一步一步往前走就行了。"对仍被神经症困扰的人，我想对他们说："就当这是人生中的一次历练，就像当初的我一样，在适合你的书籍或是适合你的人的帮助下，早晚都会走出来的。"

我很感谢我的来访者，他们都是活生生地活在现实世界里的人，看上去他们和常人没有任何区别，内心却有着常人感受不到的痛苦和不安。他们中的很多人可谓聪明绝顶，却在神经症面前变成了糊涂虫，但都是可爱的人。

两年多的时间里，我和他们共同成长，还写完了这一本拙著。我期待读者能在我和他们的对话中，获得认知并能坚定信念，同时感悟人生，从而走出神经症。

此即为我写本书的目的。

借此对本书案例中提及的来访者一并表示衷心的感谢。

如果读者阅读后，还需进一步向我倾述或是想和我交流的，可扫描右侧二维码添加我微信，也可发邮件至 30448374@qq.com。

图书在版编目（CIP）数据

风中摇曳的心：神经症心理咨询手记/ 王国栋著.
—长沙：中南大学出版社，2020.1
ISBN 978 - 7 - 5487 - 3680 - 6

Ⅰ.①风… Ⅱ.①王… Ⅲ.①神经症—精神疗法
Ⅳ.①R741.05

中国版本图书馆 CIP 数据核字(2019)第 153454 号

风中摇曳的心
——神经症心理咨询手记
FENGZHONG YAOYE DE XIN
——SHENJINGZHENG XINLI ZIXUN SHOUJI

王国栋　著

□责任编辑	陈海波	
□责任印制	易红卫	
□出版发行	中南大学出版社	
	社址：长沙市麓山南路	邮编：410083
	发行科电话：0731 - 88876770	传真：0731 - 88710482
□印　　装	长沙雅鑫印务有限公司	

□开　　本	880 mm × 1230 mm 1/32　□印张 9　□字数 176 千字
□版　　次	2020 年 1 月第 1 版　□2020 年 1 月第 1 次印刷
□书　　号	ISBN 978 - 7 - 5487 - 3680 - 6
□定　　价	38.00 元